高职高专医药院校改革创新实验教材

医学各专业适用

人体形态实验技术

主　审　　汪华侨　中山大学中山医学院
　　　　　周　立　肇庆医学高等专科学校
　　　　　龙大宏　广州医科大学
主　编　　叶茂盛　邹锦慧
副主编　　夏　波　黄拥军　杨　涛
编　者　　（以姓氏笔画排序）
　　　　　叶风卿　高要市人民医院
　　　　　叶茂盛　肇庆医学高等专科学校
　　　　　朱景涛　肇庆医学高等专科学校
　　　　　李燕琼　肇庆医学高等专科学校
　　　　　杨　涛　肇庆医学高等专科学校
　　　　　邹锦慧　肇庆医学高等专科学校
　　　　　张海玲　肇庆医学高等专科学校
　　　　　陈金锋　肇庆医学高等专科学校
　　　　　陈晓霞　肇庆医学高等专科学校
　　　　　郑　恒　肇庆医学高等专科学校
　　　　　郑二来　肇庆医学高等专科学校
　　　　　段文彪　肇庆医学高等专科学校
　　　　　夏　波　肇庆医学高等专科学校
　　　　　夏克言　肇庆医学高等专科学校
　　　　　高忠恩　肇庆市第一人民医院
　　　　　黄拥军　清远职业技术学院
　　　　　黄绍贤　肇庆市第二人民医院
　　　　　黄剑真　肇庆医学高等专科学校
　　　　　黄桂连　高要市人民医院
　　　　　黄海龙　肇庆医学高等专科学校
　　　　　梁健生　肇庆医学高等专科学校
　　　　　魏舍辉　肇庆医学高等专科学校

华中科技大学出版社

http://www.hustp.com

中国·武汉

内 容 提 要

　　本书是高职高专医药院校改革创新实验教材。本书从具体的标本与模型着手,引导学生进行形态结构的辨认与观察,着重培养学生的临床思维能力,具有很强的实际操作意义。

　　本书共分为三篇,内容包括人体形态实验项目、人体解剖实训指导和临床应用实训项目。本书适用于医学各专业。

图书在版编目(CIP)数据

人体形态实验技术/叶茂盛,邹锦慧主编. —武汉:华中科技大学出版社,2013.8(2023.8 重印)
ISBN 978-7-5609-9263-1

Ⅰ.①人…　Ⅱ.①叶…　②邹…　Ⅲ.①人体形态学-实验-高等职业教育-教材　Ⅳ.①R32-33

中国版本图书馆 CIP 数据核字(2013)第 170186 号

人体形态实验技术　　　　　　　　　　　　　　　　　　　　　叶茂盛　邹锦慧　主编

策划编辑:居　颖
责任编辑:孙基寿
封面设计:范翠璇
责任校对:祝　菲
责任监印:周治超
出版发行:华中科技大学出版社(中国·武汉)　　　电话:(027)81321913
　　　　　武汉市东湖新技术开发区华工科技园　　　邮编:430223
录　　排:华中科技大学惠友文印中心
印　　刷:武汉科源印刷设计有限公司
开　　本:880mm×1230mm　1/16
印　　张:11
字　　数:348 千字
版　　次:2023 年 8 月第 1 版第 13 次印刷
定　　价:39.80 元

前　言

　　人体结构是一门重要的医学基础课程,实验教学尤为重要。编者根据高职高专医学教育各专业"正常人体解剖结构"课程标准、教学计划要求的实验内容编写本书。本书与传统的实验教材有所不同,不再全面而系统地铺开教学内容,而是从具体的标本与模型着手,引导学生进行形态结构的辩认与观察,使实验教学过程更具体、明确。

　　实验教学强调理论联系实际,以培养学生的动手能力,教学内容应与专业培养目标相适应,因此加强创新性实验和综合性实验是目前实验教学改革的方向。本书的编写目的是,使学生更好地掌握和理解人体各系统器官的形态结构及其相互之间的位置关系,为学习生理学、病理学等医学基础课程和后续专业课程奠定基础。

　　人体组织微细结构与胚胎实验是在老师的启发、指导下,通过对标本、组织切片的观察和严格的训练,使学生熟练地使用显微镜来观察组织的微细结构,并进一步学会运用分析、综合、比较、排除等方法,达到进一步理解理论知识从而提高分析问题和解决问题的能力。

　　人体解剖实训和临床实训是基于"工作过程"而设计的操作训练项目,要求学生具备一定的理论知识与技能,可在教师指导下独立进行解剖操作,根据临床岗位工作要求综合运用所学技能,开始完成实际"工作任务"。学生通过能力递进式培养方式,能够获得人体形态结构的知识及锻炼技能,并逐步培养和提高学生观察、分析和综合归纳能力,进一步提高学生的临床思维,为专业能力打下坚实的基础。

　　本书已在学校使用多年,经修改和整理后此次正式出版。

　　本书的编写得到了各学校和医院各级领导与行业专家的大力支持,在此表示衷心感谢!

　　由于编者水平有限,不足之处在所难免,望广大师生和各位专家提出宝贵建议,以使人体形态实验技术教学更加完善。

叶茂盛

目 录

第一篇　人体形态实验项目

第二篇 人体解剖实训指导

第三篇 临床应用实训项目

第一篇

人体形态实验项目

颅骨及其骨性体表标志

【项目概要】

通过本次实验教学,使学生确认颅骨的定位、形态结构、整体观和新生儿颅的特点,并能联系实际生活运用分析。

【实验要求】

1. 掌握颅的组成和分部及各部颅骨的名称和位置。
2. 掌握骨性鼻旁窦的位置。
3. 掌握颅骨的骨性体表标志。
4. 熟悉颅各面的形态。
5. 熟悉新生儿颅的特点。
6. 熟悉蝶骨、枕骨、颞骨、上颌骨和下颌骨的分部及主要结构。
7. 了解眶、骨性鼻腔的构成,熟悉鼻腔侧壁的结构。

【实验材料】

1. 颅的水平切面标本。
2. 颅的正中矢状切面标本。
3. 整体颅骨标本。
4. 骨性鼻旁窦标本。
5. 新生儿颅标本。

【实验任务】

任 务 一　标 本 观 察

(一)颅的组成

人体颅由 23 块骨组成,其中**脑颅骨**8 块,**面颅骨**15 块(图 1-1-1)。

在整颅标本或模型上观察。从前面看,可见三个呈倒"品"字形排列的大孔。上方两个略呈方形,称为**眶口**。眶口向后延伸的锥体形腔称为**眶**,下方一个呈梨形,称为**梨状孔**。此孔向后延伸的腔称为**鼻腔**。从颅顶上面看,前上方有**冠状缝**,后下方有**人字缝**,颅顶正中为**矢状缝**。

位于额前部,眶上方的一大块骨称为**额骨**。其后方的两块是**顶骨**,左右各一,顶骨最隆凸处称为**顶结节**。顶骨后方为**枕骨**。在颅的侧面,顶骨下方可见一鳞状的扁平骨片,这是**颞骨**。在颅的水

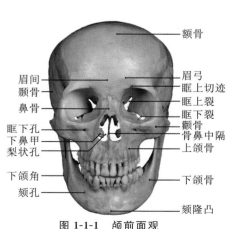

图 1-1-1　颅前面观

额骨
眉弓
眶上切迹
眶上裂
眶下裂
颧骨
骨鼻中隔
上颌骨
下颌骨
颏隆凸

眉间
颞骨
鼻骨
眶下孔
下鼻甲
梨状孔
下颌角
颏孔

平切标本上观察,颞骨和枕骨的前方之间有一呈蝴蝶形的骨称为**蝶骨**。在蝶骨的中部的前方,可见许多小孔的区域,称为**筛板**,筛板的正中向上的突起称为**鸡冠**,筛板和鸡冠都是筛骨上的结构。综上所述,脑颅骨有不成对的额骨、枕骨、蝶骨、筛骨和成对的顶骨、颞骨,共 8 块。

继续在整体颅骨标本上观察,从前面看,位于鼻腔两侧的是**上颌骨**,左右各一,其下缘长有牙齿,上颌骨的外侧是**颧骨**。位于梨状孔上方正中线两旁的长条小骨是**鼻骨**,在鼻骨的外侧、眶内侧壁的前下部是**泪骨**。从下面观察上颌骨,口腔顶壁的前 2/3 区域为上颌骨,后 1/3 区域是**腭骨**,两者共同构成骨腭。从后方观察鼻腔,可见正中面上有一骨片,称为**犁骨**,鼻腔外侧壁上有几个骨片突向鼻腔,其中最长且位于最下方的是**下鼻甲骨**。至此,我们已经观察了 13 块面颅骨,即成对的颧骨、上颌骨、鼻骨、泪骨、腭骨、下鼻甲和不成对的犁骨。此外,还有下颌骨和舌骨各一块。

下颌骨:对照图 1-1-1 在标本上找到下颌骨观察,下颌骨呈马蹄形,两侧后端向上翘起的部分称为**下颌支**,其余部分称为**下颌体**。下颌支上有两个突起,前方的突起称为**冠突**,后方的突起称为**髁突**,两个突起之间的凹陷称为**下颌切迹**。髁突的上端膨大,称为**下颌头**。下颌支内面的中部有一孔,称为**下颌孔**,此孔通至骨内的管道称为**下颌管**。下颌体与下颌支后缘的交界处称为**下颌角**,下颌角的外面有粗糙的隆起,称为**咬肌粗隆**。

舌骨:位于下颌骨的后下方,通常呈游离状态,标本难以找到。活体上用两手触摸颈部两侧甲状软骨上部,作一吞咽动作,感觉有一软骨上下移动,称为**舌骨**。

(二)颅的整体观

观察整颅各结构时,注意它们由哪些骨构成或位于什么骨上。

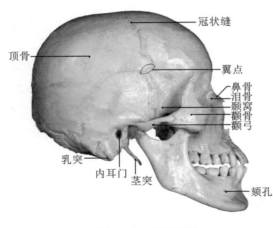

图 1-1-2 颅侧面观

1. 顶面观:**冠状缝、矢状缝、人字缝、顶结节**。
2. 后面观:**枕外隆凸、上项线**。
3. 侧面观:找到外耳门及其后方的乳突,外耳门前方连于颧骨的弓状结构称为**颧弓**,以颧弓为分界,其上方为**颞窝**,下方为**颞下窝**;在颞窝底,额骨、顶骨、颞骨和蝶骨相会合处,称为**翼点**(图 1-1-2)。
4. 前面观:首先观察眶,眶口的上、下缘分别称为眶上缘和眶下缘,眶上缘有一缺口,称为**眶上切迹**,部分个体形成孔,可称为**眶上孔**。眶上缘内侧半上方有一个呈弓状的隆起,称为**眉弓**。眉弓深面、额骨的内部有空腔,称为**额窦**,通过颅的正中矢状切面标本观察额窦。

眶的最后端有一圆形的孔,称为视神经管,此管的外侧、眶顶壁与外侧壁交界处的后半有一较宽的裂隙,称为眶上裂。眶外侧壁与下壁交界处为一狭长的裂隙,称为眶下裂。眶内侧壁的前下部,由泪骨和上颌骨围成的一个梭形的窝,称为泪囊窝,向下通鼻泪管。眶外侧壁的外上部有一大而浅的窝,称为泪腺窝。

经鼻后孔向鼻腔内观察,看清**下鼻甲**,在下鼻甲上方的突起是**中鼻甲**,再向上还能看到一个很小的突起称为**上鼻甲**。取鼻腔侧壁标本观察,每个鼻甲下方的空隙称为**鼻道**,名称与各鼻甲的名称相应,分别称为**上鼻道、中鼻道和下鼻道**。

5. 颅底内面观:颅底内面高低不平,从前往后呈三级阶梯窝状,分别称为颅前窝、颅中窝和颅后窝(图 1-1-3)。

(1)**颅前窝**:正中为**鸡冠**,两侧为**筛板**,筛板内有**筛孔**。

(2)**颅中窝**:颅中窝的中部形似鞍状称为**蝶鞍**,中部的凹陷称为**垂体窝**,其前方的左、右端为**视神经管**,通向眶。视神经管外侧是眶上裂,下方是眶下裂,眶下裂内侧端后方的孔称为**圆孔**,自此向后外方依次为**卵圆孔和棘孔**,棘孔外侧有脑膜中动脉沟走向颅的侧壁。卵圆孔内侧有一个不规则的孔称为**破裂孔**。

(3)**颅后窝**:颅后窝正中是枕骨大孔,孔的前方有斜坡,孔的前外侧缘有舌下神经管,孔的两侧各有一不规则的孔,称为颈静脉孔,颈静脉孔的正上方,在岩部的后面有一孔,称为内耳门,由此通入内耳道。在枕骨上,距枕骨大孔后缘约 5 cm 处,局部隆起,称为枕内隆凸,枕内隆凸两侧有水平走向的浅沟,称为横窦

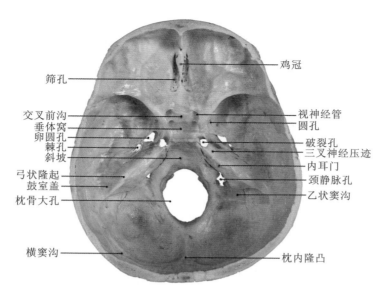

图 1-1-3 颅底内面观

沟,此沟向在岩部后端弯向前下,改名为乙状窦沟,其末端接颈静脉孔。

6. 颅底外面观:颅底外面观如图 1-1-4 所示,将颅翻转,先看枕骨大孔,其后上端的局部隆起,称为枕外隆凸。靠近枕骨大孔的前外侧,每侧有一个椭圆形的隆起,称为枕髁。枕髁中部的上方有舌下神经管,其外侧是颈静脉孔。颈静脉孔前方呈圆形的孔是颈动脉管外口。在颈静脉孔的后外侧有一明显隆起,是乳突,乳突与颈静脉孔之间有一细小的孔称为茎乳孔,乳突前方凹陷称为关节窝,关节窝前方的隆起称为关节结节。

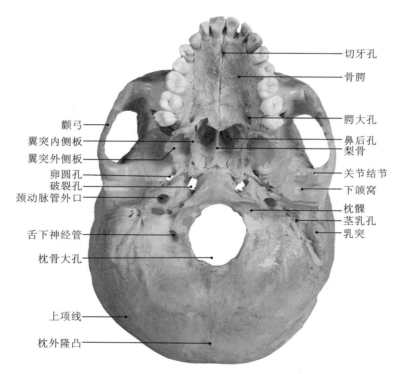

图 1-1-4 颅底外面观

7. 观察婴儿头颅标本:在标本上找到额骨,额骨左、右各一,这是因为额骨是由左、右两个骨化中心发育来的,两部分未完全长为一体。在两侧额骨和两块顶骨之间,有一个菱形区域,此区域是膜性结构,没有骨质,称为前囟。在顶骨与枕骨之间有一三角形的区域,称为后囟。

任务二　活体确认与实践

两人为一组,对照标本,互相在对方身体上摸清颅骨的体表标志。

1. 枕外隆凸:位于头后部最隆起的骨性突起。仰卧位时,枕外隆凸为头部的着力部位。

2. 乳突:位于耳根后下方的骨性突起。侧卧位时,乳突为头部的着力部位。

3. 颧弓:找到外耳门,自外耳门向前至眶下缘方向,触摸到的骨性结构。在侧卧位或俯卧位时,颧弓为头部的着力部位。

4. 下颌角:自下颌体的下缘向后触摸,摸到明显的转弯处。在侧卧位或俯卧位时,下颌角为头侧部的着力部位。

5. 下颌骨髁突:在外耳门前方,先摸到颧弓,在颧弓的下方摸到明显的骨性突起,做张口和闭口运动,感觉此突起可跟随活动,即髁突。

6. 舌骨:仰头,从下颌骨下缘向下触摸,最先触到的窄条硬结即为舌骨,位于甲状软骨上方约半横指处。

7. 翼点:颧弓中点上方3～4 cm处,为额骨、顶骨、颞骨和蝶骨连结处,是颅骨薄弱部分,内面有脑膜中动脉前支通过。

任务三　临床拓展

病例:患者,女,60岁,高处落下摔伤头部9 h,意识不清1 h。

患者约9 h前,因不慎从高处坠落摔伤,头部着地,伤后意识不清1 h,随后清醒,有短暂记忆障碍,不能准确自述受伤经过,伴轻度恶心、呕吐,自觉头晕、头疼,送至医院就诊。查体:除右侧颞部及额部有明显外伤和少量出血外,余无明显异常。CT可见右侧额颞部有高密度弧形阴影,右颞骨出现明显断裂缝隙。

讨论:该患者发生了哪些损伤?

(陈金锋　叶茂盛)

項目 **②**

躯干骨及其骨性标志

【项目概要】

通过本次实验教学,使学生确认躯干骨的组成、形态特征,确认躯干骨的骨性体表标志,并能联系实际生活运用分析。

【实验要求】

1. 掌握椎骨的一般形态和各部椎骨的形态特点。
2. 掌握躯干骨的骨性标志。
3. 熟悉肋和胸骨的形态。

【实验材料】

1. 躯干骨标本。
2. 人体骨架。

【实验任务】

任务一　标　本　观　察

(一) 脊柱

在人体骨架标本上观察脊柱的位置和组成。

1. 椎骨:幼年时,椎骨共33块,即颈椎7块,胸椎12块,腰椎5块,骶椎5块,尾椎4块;成年后,5块骶椎融合为一块骶骨,4块尾椎融合为一块尾骨,共有26块椎骨。

椎骨的一般形态:取一块离体椎骨(最好是胸椎,因其形态比较典型)进行观察。椎骨分为两个部分,呈圆柱状的部分称为**椎体**,位于前方,其余部分统称为**椎弓**,位于后方。椎体与椎弓围成一孔,称为**椎孔**。所有椎骨的椎孔连结起来则为一长管,称为**椎管**。找几个形态相近的椎骨上下叠加在一起,看一看椎管的结构。

椎弓上共有七个突起,向后下方伸出的是**棘突**;向两侧伸出的是**横突**;向上和向上伸出各一对突起,分别称为**上关节突**和**下关节突**,上、下关节突都有关节面。七个突起共同附着的结构称为**椎弓板**,它构成椎孔的后壁。椎弓板两端向前与椎体相连的部分称为**椎弓根**,椎弓根的上缘和下缘分别有一凹陷,下方的凹陷较深称为**椎下切迹**,上方的凹陷较浅称为**椎上切迹**。取两个形态相近、大小相似的椎骨,按互相连结关系连起来,从侧面看,上一椎骨的椎下切迹与下一椎骨的椎上切迹合成一个孔,称为**椎间孔**。

把观察的椎骨,按自己的方位,推想其在体内的位置,椎骨构成脊柱的一部分,椎体在前,棘突朝向后方或后下方。

2. **颈椎**:找一个颈椎标本,认清其椎体、棘突和横突结构,在横突的基部可以看到一个圆的孔,称为**横

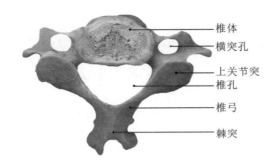

图 1-2-1 颈椎(上面观)

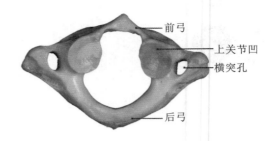

图 1-2-2 寰椎(上面观)

突孔,这是颈椎与其他椎骨相区别的主要特征,颈椎上面观如图 1-2-1 所示。第 1 颈椎又称为**寰椎**,没有椎体(图 1-2-2)。第 2 颈椎又称为**枢椎**,椎体上方有**齿突**(图 1-2-3)。第 7 颈椎棘突较长,末端形成结节,又称为**隆椎**。

3. **胸椎**:在实体标本上找到胸椎(图 1-2-4),可见椎体外侧面的后部近上缘和近下缘都有关节面,称为**椎体肋凹**,横突上有**横突肋凹**,胸椎的棘突长,斜向后下方。

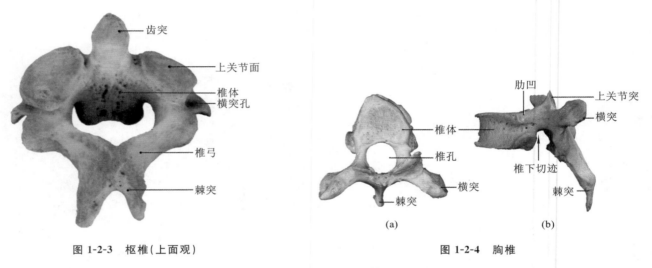

图 1-2-3 枢椎(上面观)

(a)　　　　(b)

图 1-2-4 胸椎

4. **腰椎**:在实体标本上找到腰椎(图 1-2-5),可见腰椎椎体较大,椎孔大,棘突呈板状向后方。

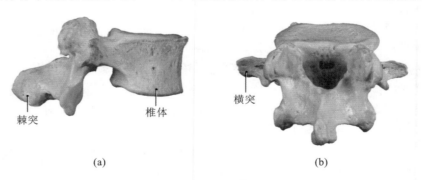

(a)　　　　(b)

图 1-2-5 腰椎

5. **骶骨**:在实体标本上找到骶骨(图 1-2-6),可见骶骨呈三角形,底向上,即**骶骨底**,尖向下方,即**骶骨尖**。骶骨底中部的前缘向前突出称为**岬**,前面有四对**骶前孔**。后面有**骶正中嵴**,其两侧各有四个**骶后孔**,均通入**骶管**。骶管为骶骨内的纵行管,是椎管的下段,其下口在骶骨尖背侧面,称为**骶管裂孔**,呈三角形,该孔两侧向下的突起称为**骶角**。骶骨两侧面各有耳状面,耳状面的后上方,称为**骶粗隆**。

6. **尾骨**:实体标本上尾骨多已腐烂消失,请对照相关图谱观察。

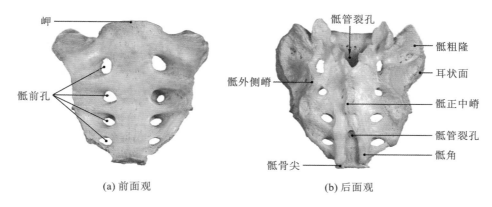

(a) 前面观　　　　　　　　　(b) 后面观

图 1-2-6　骶骨

（二）肋和胸骨

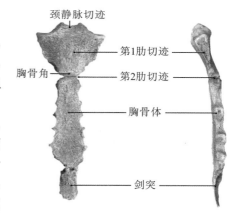

图 1-2-7　胸骨

1. 肋:取一个离体肋骨标本观察,略膨大的为后端,称为**肋头**,肋头外侧较细的部分称为**肋颈**。肋颈的外侧有一突起伸向后下方,称为**肋结节**。从肋结节至前端称为**肋体**,肋体内面近下缘处有一纵行的浅沟,称为**肋沟**,肋形成明显的急转弯的部分,称为**肋角**。

2. 胸骨:胸骨(图 1-2-7)从上往下分为**胸骨柄、胸骨体**和**剑突**。胸骨柄上缘中部凹陷,称为**颈静脉切迹**,其两侧有锁切迹,胸骨的两侧分别与第1~7肋软骨相接,故胸骨的侧缘有明显的切迹。胸骨柄和胸骨体不在同一平面上,二者相接处稍向前突,形成一条横嵴,称为**胸骨角**,胸骨角的两侧是第2肋切迹,与第2肋软骨相接。剑突形态多变,多数已腐蚀脱离。

任务二　活体确认与实践

请大家以两人为一组,对照标本,互相在对方身体上触摸躯干骨的体表标志。

1. 棘突:自上而下触摸背部正中线,可触摸到明显的骨质突起,此即棘突。胸椎和腰椎的棘突较明显。向前弯腰时,棘突彼此间的距离加大。

2. 第7颈椎棘突:颈部最突起的棘突是第7颈椎棘突,但应与第1胸椎棘突相区分。区分的方法如下:摸到颈部下方最突起的棘突后,要求对方转动头部,如果棘突能随头部转动而移动,就是颈椎棘突,否则就是胸椎棘突。

3. 骶管裂孔和骶角:沿骶正中嵴或臀裂向下触摸,摸到中间凹陷的是骶管裂孔,其两侧向下突起的结构为骶角。仰卧位时,骶骨背侧为盆部主要着力部位。

4. 颈静脉切迹:位于胸骨柄上缘的切迹,向两侧可摸到锁骨。

5. 胸骨角:用中指和食指的指腹,自胸骨柄上缘沿胸骨柄向下触摸约两横指的距离,可摸到较明显的隆起,即胸骨角。自胸骨角向两侧可摸到第2肋。

6. 剑突:自胸骨向下触摸至胸骨的下端,可触摸到变细、变尖的突起,即剑突。剑突两侧为肋弓。

7. 第2~12肋和肋间隙:自胸骨角向两侧触摸到第2肋,然后依顺序向下计数第3~12肋,注意触摸第12肋,不要与第11肋混淆。同时可摸到相邻两个肋之间的肋间隙。

任务三　临床拓展

病例1:患者,男,35岁,右胸部挫伤6 h。

患者骑摩托车撞车,右胸受车把直接撞击后,右胸部部持续剧痛。2 h 来有呼吸困难,伴反常呼吸。

讨论:试分析该患者持续剧痛、呼吸困难的原因。

病例 2:患者,女,40 岁,车祸后四肢运动及感觉完全丧失入院。

讨论:试对该患者病情做出适当分析。

（陈金锋　叶茂盛）

项目 3 上肢骨及其体表标志

【项目概要】

通过本次实验教学,使学生确认上肢骨的组成和形态特征,并能联系自身骨性标志和生活中的案例运用分析。

【实验要求】

1. 掌握上肢骨的组成及各骨的位置和形态。
2. 掌握上肢各骨的体表标志。

【实验材料】

1. 上肢骨标本。
2. 人体骨架标本。

【实验任务】

任务一 标本观察

上肢骨

在人体骨架上辨明各骨名称,位置,取上肢各骨观察。

1. **锁骨**:锁骨呈倒"S"形,内三分之一凸向前,外三分之二凸向后。较粗大的一端称为**胸骨端**,较扁平的一端称为**肩峰端**。对照骨架体会锁骨在体内的位置,并可在自己身上触摸其结构组成。

2. **肩胛骨**:肩胛骨(图 1-3-1)大致呈三角形,有两面、三缘和三角。对照图 1-3-1 或人体骨架标本分清其前面和后面。肩胛骨前面有一大的浅窝,称为**肩胛下窝**。肩胛骨后面的上部有一条横行的骨嵴,称为**肩胛冈**。肩胛冈的外侧端向前外侧伸展,称为**肩峰**,肩胛冈的上方称为**冈上窝**,肩胛冈的下方称为**冈下窝**,肩

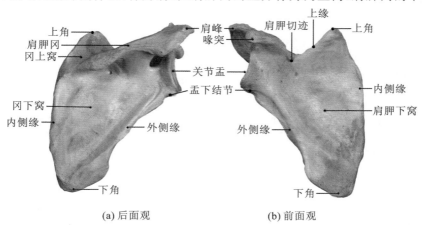

(a) 后面观   (b) 前面观

图 1-3-1 肩胛骨

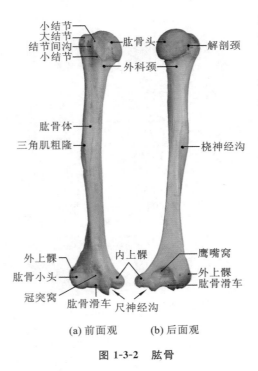

小结节
大结节
结节间沟
小结节
肱骨头
解剖颈
外科颈
肱骨体
三角肌粗隆
桡神经沟
外上髁
内上髁
鹰嘴窝
肱骨小头
外上髁
冠突窝
肱骨滑车
肱骨滑车
尺神经沟

(a) 前面观　　(b) 后面观

图 1-3-2　肱骨

胛骨上缘外侧的指状突起称为**喙突**,外侧缘与内侧缘会合处是**下角**,它平对第 7 肋或第 7 肋间。

3. **肱骨**:肱骨的结构如图 1-3-2 所示。上端膨大的半球形关节面称为**肱骨头**;肱骨上端与肱骨体交界部位开始变细的部分称为**外科颈**,此处是肱骨容易骨折的部位。

在肱骨体中部外侧面上,可以看到"V"形的粗糙面,称为**三角肌粗隆**。紧靠三角肌粗隆的后下方,有一条从内上方斜向外下方的宽而浅的沟,称为**桡神经沟**。

肱骨下端的深窝称为**鹰嘴窝**,位于后面。肱骨下端向内侧的膨大称为**内上髁**,向外侧的膨大称为**外上髁**,前者比后者显著。内上髁的后下方有一条浅沟,称为**尺神经沟**。内上髁和外上髁之间有关节面。位于外侧份前面的半球形关节面称为**肱骨小头**,位于内侧份的呈滑轮状的关节面称为**肱骨滑车**。

4. **桡骨**:观察标本,前臂有两个长骨,外侧的是桡骨(图 1-3-3),内侧的尺骨。

桡骨上端呈圆柱状部分称为**桡骨头**。桡骨头下方的后内侧有一个粗糙的隆起,称为**桡骨粗隆**。桡骨下端向下突出的部分称为**桡骨茎突**。

5. **尺骨**:尺骨(图 1-3-4)最上端的结构是**鹰嘴**,鹰嘴下方伸向前的突起称为**冠突**,两者之间的大凹陷称为**滑车切迹**,冠突下方的骨面粗糙隆起称为**尺骨粗隆**。尺骨最下端的突起称为**尺骨茎突**。

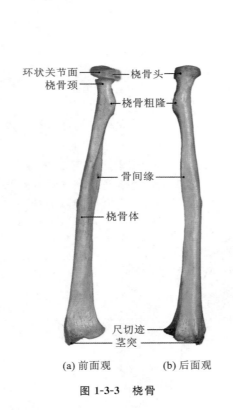

环状关节面
桡骨头
桡骨颈
桡骨粗隆
骨间缘
桡骨体
尺切迹
茎突

(a) 前面观　　(b) 后面观

图 1-3-3　桡骨

鹰嘴
滑车切迹
尺切迹
尺骨粗隆
骨间缘
尺骨体
尺骨头
尺骨茎突

(a) 前面观　　(b) 后面观

图 1-3-4　尺骨

6. **腕骨**:腕骨共 8 块,排成两横列,每列 4 块(图 1-3-5)。近侧列由桡侧向尺侧计数,依次为**手舟骨**、**月骨**、**三角骨**、**豌豆骨**(三角骨的掌侧);远侧列由桡侧向尺侧依次为**大多角骨**、**小多角骨**、**头状骨**、**钩骨**;8 块腕骨形成一条前面凹陷的纵行沟,称为**腕骨沟**。

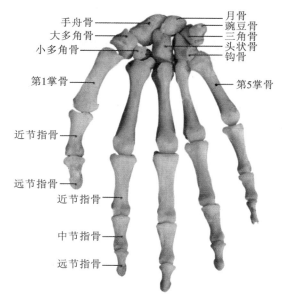

图 1-3-5　指骨

7. **掌骨**:掌骨共 5 块,从外侧向内侧依次为**第 1~5 掌骨**(图 1-3-5)。

8. **指骨**:指骨(图 1-3-5)共 14 块,均为长骨。各指的指骨由近而远称为**近节指骨、中节指骨**和**远节指骨**。拇指为两节指骨,称为近节指骨和远节指骨。

任务二　活体确认与实践

请大家以两人为一组,对照标本,互相在对方身体上触摸上肢骨的体表标志。

1. **锁骨**:自胸骨柄上方的颈静脉切迹向两侧触摸,找到锁骨。

2. **肩胛冈**:参照人体骨架,在肩胛骨的背面触摸到横行的骨性隆起,即肩胛冈。在仰卧位时,肩胛冈处为上肢的着力部位。

3. **肩峰**:右手向左肩搭放,中指尖触摸到的最外侧骨隆起为左肩峰。

4. **喙突**:在锁骨中、外 1/3 交界的下方约 2.5 cm 处,用食指向后外方按压,可触及喙突。

5. **肩胛下角**:在肩胛骨背面摸到最下方的突起,即肩胛下角。肩胛下角深面为第 7 肋,依顺序向下可摸到第 8、9、10 肋。

6. **肱骨内外上髁、鹰嘴**:在肘关节的两侧,可以摸到肱骨下端的内上髁和外上髁,在它们的后方可以触及尺骨的鹰嘴。试着将一只手的食指触摸到另一只手的鹰嘴,用拇指和中指分别触及内上髁和外上髁,当肘弯曲时,三个手指尖形成等腰三角形,当肘伸直时,三个手指尖位于同一水平线。在仰卧时,鹰嘴处为肘部的着力部位。在侧卧位时,肱骨外上髁处为肘部的着力部位。

7. **桡骨茎突**:顺着腕横纹向外侧触摸,触摸至其外侧最明显的骨性突起。

8. **手舟骨与豌豆骨**:腕横纹远端两侧,内侧骨隆起为豌豆骨,外侧骨隆起为手舟骨。

任务三　临床拓展

病例:患者,女,19 岁,汽车撞伤致左上臂肿痛,畸形,活动受限 5 h 入院。

讨论:试分析该患者损伤部位。

(陈金锋　叶茂盛)

项目
④

下肢骨及其骨性标志

【项目概要】

通过本次实验教学,使学生确认下肢骨的组成、形态特征,并能联系自身骨性标志和生活中的案例运用分析。

【实验要求】

1. 掌握下肢骨的组成及各骨的位置和形态。
2. 掌握下肢骨的骨性标志。

【实验材料】

1. 下肢骨。
2. 全身骨架。

【实验任务】

任务一 标 本 观 察

下肢骨

1. **髋骨**:髋骨的结构如图 1-4-1 所示,找到离体髋骨标本进行观察。髋骨的上部是呈扇形的骨板称为**髂骨翼**,下部有一大孔称为**闭孔**,闭孔的上方有一圆的深窝称为**髋臼**。髂骨翼内面的后部有一个呈耳形的关节面,称为**耳状面**,其表面凹凸不平。根据上述要点判断你观察的髋骨是哪一侧,对照标本上的髋骨验证你的判断是否正确。

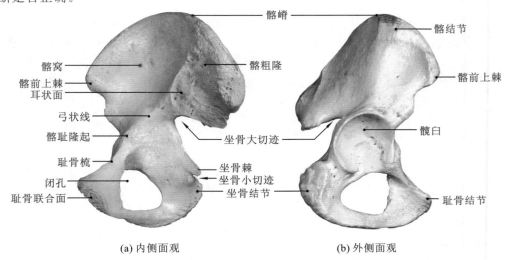

(a) 内侧面观　　　　　(b) 外侧面观

图 1-4-1 髋骨

然后根据解剖方位准确地摆好髋骨,分清其上、下、内、外、前、后,这是顺利观察髋骨各结构的重要基础,不能马虎。

髂骨:分为**髂骨体**和**髂骨翼**两部分。髂骨翼上缘略增厚,称为**髂嵴**。髂嵴前端称为**髂前上棘**,后端称为**髂后上棘**;其下方各有对应的**髂前下棘**和**髂后下棘**,从髂前上棘沿髂嵴向后5~7 cm处,髂嵴向外侧隆起,称为**髂结节**。髂后下棘的下方,髂骨后缘有一个大凹陷,称为**坐骨大切迹**。髂骨翼内侧面的前大部分平滑而微凹陷,称为**髂窝**,窝的后下界的长形隆起,称为**弓状线**,窝的后方有**耳状面**和**髂粗隆**。

坐骨:坐骨下端的后面形成粗大的**坐骨结节**,在其上方有一个向后伸出的三角形突起称为**坐骨棘**,坐骨棘上方的大凹陷是**坐骨大切迹**,下方的小凹陷是**坐骨小切迹**。

耻骨:耻骨前上缘为一条薄锐的骨嵴,称为**耻骨梳**,耻骨梳与弓状线交界处的粗糙隆起,称为**髂耻粗隆**,耻骨梳的前下内侧端终于一个突向前的隆起,称为**耻骨结节**。耻骨内侧面是呈矢状位的椭圆形粗糙面,称为**耻骨联合面**。耻骨与坐骨连结形成**耻骨弓**,双侧耻骨弓之间的夹角称为**耻骨下角**。

2. **股骨**:股骨(图1-4-2)上端呈球形的结构称为**股骨头**,股骨头下方变细的部分称为**股骨颈**,股骨颈伸向上内侧,股骨颈是股骨容易骨折的部位。股骨颈与股骨体交界处有两个隆起,上方一个粗大呈方形的突起称为**大转子**,下方一个小的突起称为**小转子**。

股骨体略向前凸,后面有一条纵行粗糙的骨嵴,称为**粗线**,粗线向大转子方向延伸,终于一个稍隆起的粗糙面,称为**臀肌粗隆**。股骨下端膨大,突向两侧,分别称为**内侧髁**和**外侧髁**。

3. **髌骨**:髌骨上宽下尖,前面粗糙,后面光滑。

4. **胫骨**:胫骨(图1-4-3)上端向内外侧膨大,分别称为**内侧髁**和**外侧髁**。胫骨前缘的上端有一粗糙的隆起,称为**胫骨粗隆**。胫骨下端的内侧向下伸出一个突起称为**内踝**。

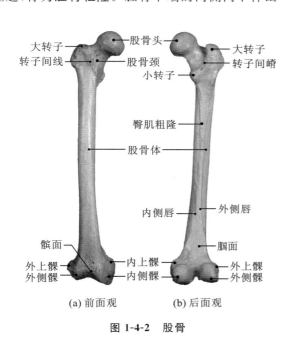

图1-4-2　股骨

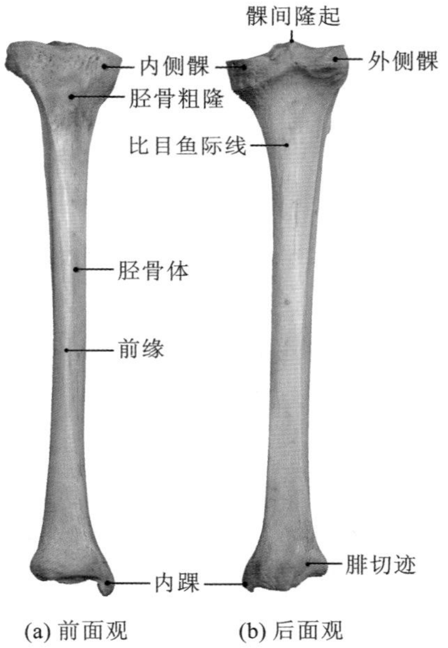

图1-4-3　胫骨

5. **腓骨**:腓骨(图1-4-4)上端稍膨大较宽短,称为**腓骨头**,腓骨的下端称为**外踝**。

6. **跗骨**:跗骨是位于足骨(图1-4-5)标本后份7块骨的总称。最大、最后方的是**跟骨**,跟骨的后下端有一粗大的隆起,称为**跟骨结节**。跟骨的前上方是位置最高的**距骨**,紧接距骨的前方是**足舟骨**,足舟骨的前方并列三个骨,从内侧向外侧依次为**内侧楔骨**、**中间楔骨**和**外侧楔骨**。外侧楔骨的外侧、跟骨的前方是**骰骨**。

7. **跖骨**:跖骨共5块,从内侧向外侧依次为**第1~5跖骨**(图1-4-5)。

8. **趾骨**:其结构与指骨相似(图1-4-5)。

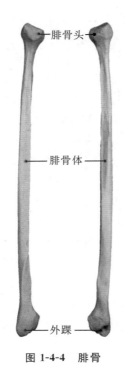

图 1-4-4　腓骨

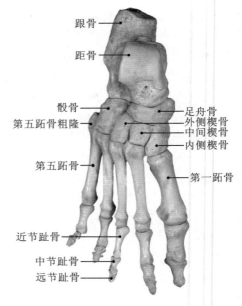

图 1-4-5　足骨

任务二　活体确认与实践

请大家以两人为一组,对照标本,互相在对方身体上触摸下肢骨的体表标志。

1. 髂嵴、髂前上棘和髂后上棘:在臀部两侧的弓形骨质突起,从前向后均可触摸到髂嵴。髂嵴的最高点约平第 4 腰椎棘突。

2. 髂前上棘:沿髂嵴前端可触及。

3. 坐骨结节:处于坐姿时,触摸臀部与坐凳之间明显突出的骨性突起,肛门两侧最低处骨隆起。在坐位时,坐骨结节为盆部主要着力部位,承受压力较大。

4. 耻骨联合:腹部前正中线下端,两侧耻骨之间连结处。

5. 大转子:在髂嵴下方约一手掌宽的距离,相当于髂前上棘至坐骨结节连线的中点,髋关节外展时,容易触摸到。

6. 髌骨:位于膝部前面明显的骨性结构,用食指和中指可清晰触摸其边界。

7. 股骨内侧髁和外侧髁:股骨下端两侧向下后突起的部分。

8. 胫骨粗隆:沿髌骨向下触摸 2～3 横指的距离,可摸到骨性隆起为胫骨粗隆。自胫骨粗隆向下可触摸胫骨前缘。

9. 腓骨头:位于膝关节外侧,自胫骨粗隆水平向外侧触摸,可触摸到明显的骨性突起。

10. 内踝和外踝:在踝关节的内侧和外侧分别可触摸到明显粗大的骨性突起。

11. 跟骨结节:足后端向后下的骨性突出为跟骨结节。

任务三　临床拓展

病例 1:患者,女,65 岁,摔伤致右髋关节肿痛,畸形,活动受限 2 h 入院。
讨论:试分析该患者损伤部位。

病例2:患者,男,40岁,1 h前因被汽车撞伤致右小腿部肿痛、活动受限,入院后患者意识清楚,能自述受伤经过,无恶心、呕吐,无头晕、头疼,送至医院就诊。查体:右小腿活动受限,外侧肿胀明显和畸形,可触及骨擦音,余无明显异常。

讨论:试分析该患者病情。

(叶茂盛　陈金锋)

全身骨连结

【项目概要】

通过本次实验教学,使学生确认骨连结的分类全身重要骨连结的组成、特征,并能联系实际生活运用分析。

【实验要求】

1. 熟悉颞下颌关节的组成。
2. 掌握上肢骨各关节的组成及形态结构特点。
3. 掌握下肢骨各关节的组成及形态结构特点。
4. 掌握脊柱的组成和形态结构特点。
5. 熟悉胸廓的组成和形态结构特点。

【实验材料】

1. 颞下颌关节标本。
2. 上肢骨连结标本。
3. 下肢骨连结标本。
4. 脊标标本。
5. 胸廓标本。
6. 全身骨架。

【实验任务】

任务一 标本观察

(一)颅骨的连结

颞下颌关节:由颞骨的下颌窝、关节结节和下颌骨的下颌头组成(图 1-5-1)。取颞下颌关节标本观察,轻轻拉动下颌骨可见其关节囊松弛,在下颌头与下颌窝之间有片状结构,将关节腔分成上、下两部分,此结构称为**关节盘**。

(二)椎骨的连结

椎骨的连结如图 1-5-2 所示。

1. **椎间盘**:在脊柱标本上观察椎骨的椎体部分,可见有的部位略膨大,有的部位略缩细。缩细处是各椎骨的椎体,而略膨大处为椎体之间的椎间盘,连结相邻两个椎体。在椎间盘横切面标本上观察,椎间盘呈盘状,可见切面周围是多层环形的结构,称为**纤维环**。切面中央部分则质地柔软,称为**髓核**,为有弹性的凝胶状物质。

2. 韧带:①**前纵韧带和后纵韧带**:前纵韧带位于椎体和椎间盘的前方。取锯除椎弓的脊柱标本观察椎体和椎弓的后面,也可见一条纵行的纤维带,称为**后纵韧带**,它比前纵韧带窄和薄。②**黄韧带、棘间韧带和棘上**

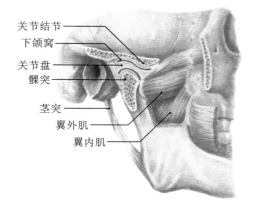

图 1-5-1 颞下颌关节

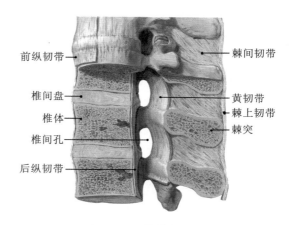

图 1-5-2 椎骨的连结

韧带:取锯除椎体的脊柱标本观察,可见各椎弓板之间有呈淡紫色的韧带,称为**黄韧带**。从侧面观察,各棘突之间的结缔组织称为**棘间韧带**,纵行越过各棘突末端的一条略宽的纤维结缔组织束称为**棘上韧带**。

3. 脊柱整体观:在人体骨架标本上观察脊柱。前面观:注意椎体大小的变化及其原因。后面观:棘突排列方向及棘突间隙宽窄差别,讨论其临床意义。侧面观:注意四个生理弯曲的部位、方向、其形成因素和功能。

(三)胸廓

在标本上观察胸廓(图 1-5-3)上、下口的构成,肋前、后端的连结,肋弓的形成。

在标本上观察,肋骨共 12 对,左右对称,各肋骨后端接胸椎,前端与肋软骨连结。第 1~7 肋直接连于胸骨,称为真肋;第 8~10 肋依序连于上一肋,称为假肋;第 11、12 肋游离,称为浮肋。

查看胸廓前壁标本,弄清下列问题:①胸骨与肋如何连结?肋弓是如何形成的?②胸骨角外侧与哪一对肋相连?③胸骨下角是如何形成的?

(三)上肢骨的连结

1. **胸锁关节**:取胸廓关节标本观察,胸骨和锁骨构成的胸锁关节,关节囊包被胸锁关节及第一胸肋关节。对照骨架标本在活体上触摸胸锁关节。

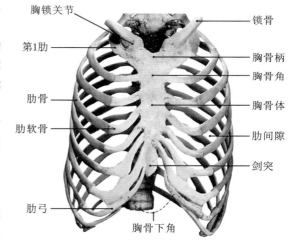

图 1-5-3 胸廓

2. **肩关节**:取肩关节标本观察,由肱骨头和肩胛骨的关节盂构成(图 1-5-4)。关节囊松弛,在肩关节上方,可见喙突与肩峰之间有一强大的韧带,称为**喙肩韧带**。在切开囊壁的肩关节标本上观察,可见囊内有圆索状结构,即**肱二头肌长头腱**。肩关节是球窝关节,是人体运动幅度最大的关节,可沿三个基本运动轴运动,现在可以通过自己进行肩关节的各种运动来体会。

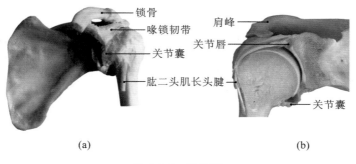

(a)   (b)

图 1-5-4 肩关节

3. **肘关节**:肘关节由肱骨、桡骨和尺骨构成,包括三个关节,即**肱尺关节**、**肱桡关节**和**桡尺近侧关节**。肘关节囊前部和后部较薄而松,而内外侧部较厚,这是因为有韧带加强所致,内侧有**尺侧副韧带**,外侧有**桡侧副韧带**。在桡骨头周围有**桡骨环状韧带**。

4. **前臂骨的连结**:包括桡尺两骨的近侧端构成的**桡尺近侧关节**、远侧端构成的**桡尺远侧关节**及连于两骨之间的**前臂骨间膜**。取前臂骨间膜标本观察,可见桡骨和尺骨之间的纤维结缔组织膜,它就是前臂骨间膜。

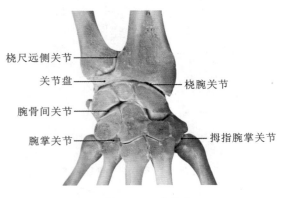

图 1-5-5　腕关节

桡尺远侧关节由尺骨头和桡骨的尺切迹构成,在尺骨的下方有一三角形的软骨板,这是腕关节的关节盘,它的上面参与构成桡尺远侧关节,下面构成腕关节。

在骨架上进行旋前和旋后运动,与老师讨论前臂骨的运动方式。

5. **腕关节**:取手部腕关节标本观察,在桡骨下端的下方,看到腔隙就是桡腕关节的关节腔,关节的近侧由桡骨和关节盘构成,远侧由手舟骨、月骨和三角骨构成(图1-5-5)。其关节囊较松,周围有韧带加强。

(四) 下肢骨的连结

1. **骨盆**:在骨盆标本上观察,找到骶骨岬、弓状线、髂耻隆起、耻骨梳、耻骨结节、耻骨嵴、耻骨联合上缘(图 1-5-6)。上述各结构围成一个环,称为**界线**。界线以上的部分为**大骨盆**,界线以下的部分为**小骨盆**。小骨盆围成的腔称为**盆腔**。小骨盆的上口称为**骨盆上口**,由界线围成;下口称为**骨盆下口**,成菱形,由耻骨联合下缘、双侧的耻骨弓、坐骨结节、骶结节韧带和尾骨尖围成。

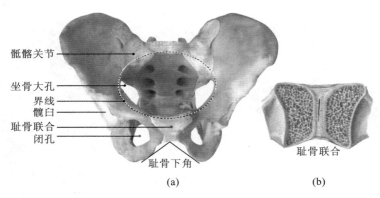

图 1-5-6　骨盆

骨盆的解剖位置如下:双侧髂前上棘和双侧耻骨结节位于同一垂直面上,此时,界线的平面和水平面形成一个向后开口约 60° 的夹角,试按上述描述,将你观察的骨盆置于解剖位置上。

2. **髋关节**:髋关节由髋臼和股骨头构成(图 1-5-7)。取完整的髋关节标本观察,可见关节囊很坚韧,

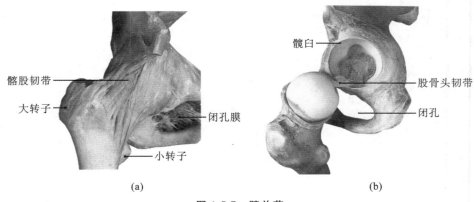

图 1-5-7　髋关节

股骨颈的大部分包被在关节囊内,其中从髂前下棘向下止于转子间线之间的这部分结构称为**髂股韧带**。在打开关节囊的髋关节标本上观察,从髋臼边缘连到股骨头的索状结构称为**股骨头韧带**。

3. **膝关节**:膝关节是人体最大、最复杂的关节(图1-5-8),由股骨、胫骨和髌骨构成。取未切开关节囊的标本观察:关节囊薄而松弛,从髌骨连到胫骨粗隆有很粗大的韧带称为**髌韧带**,它是股四头肌的一部分。在关节的内侧有**胫侧副韧带**,外侧有索状的**腓侧副韧带**。

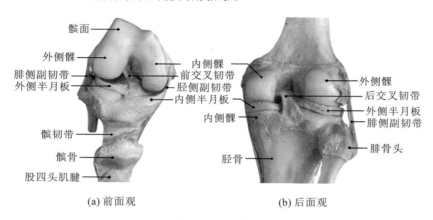

髌面
外侧髁
腓侧副韧带
外侧半月板
内侧髁
前交叉韧带
胫侧副韧带
内侧半月板
髌韧带
髌骨
股四头肌腱

(a) 前面观

内侧髁
外侧髁
后交叉韧带
外侧半月板
腓侧副韧带
内侧髁
腓骨头
胫骨

(b) 后面观

图1-5-8 膝关节

在切开膝关节的标本上,将关节板扳成屈位,从前面观察:在股骨内上侧髁之间可看到两条韧带,位置靠前的称为**前交叉韧带**,位置偏后的称为**后交叉韧带**。在股骨内侧髁和胫骨内侧髁之间有一片软骨,称为**内侧半月板**;两骨的外侧髁之间也有一片软骨,称为**外侧半月板**。

4. **踝关节**:踝关节由胫骨、腓骨和距骨构成。其关节囊的前部和后部较薄而松,两侧有韧带加强。

5. **跗骨间关节**:跗骨间关节是各相邻的跗骨间构成的关节,数目较多。跗骨间关节主要的运动是足内翻和外翻运动;足底翻向内侧的运动称为**内翻**;足底翻向外侧的运动称为**外翻**。

任务二 活体确认与实践

请大家以两人为一组,对照标本,互相在对方身体上触摸以下结构。

(一)躯干部

1. 在活体上触摸脊柱:观察者位于被观察者身后,触摸被观察者背部正中,触摸到的突起即为棘突。从颈部开始,触摸所有椎骨的棘突,直至骶骨末端。观察脊柱后面观的形态和位置。嘱被观察者做脊柱的侧屈、前屈、后屈和旋转运动,观察脊柱的运动。两人交换,重新观察。

2. 在活体上触摸胸廓:观察者位于被观察者的前面或侧面,分别触摸被观察者的胸骨、肋和胸椎,将其连结起来,即为胸廓。根据触摸到的胸廓,观察胸廓的形态。嘱被观察者做深呼吸运动,观察胸廓的运动,巩固对胸廓功能的理解。两人交换,重新观察。

3. 在活体上触摸肋骨:沿胸骨下角两侧触摸两侧的肋弓,并相互查找肋弓的最低点部位。

(二)头面部

在活体上触摸颞下颌关节。观察者位于被观察者前面或后面,触摸到被观察者下颌角,顺下颌骨斜向后上触摸到颞下颌关节。嘱被观察者做咀嚼动作和前伸、后退、侧向运动,观察颞下颌关节的运动。两人交换,重新观察。

任务三 临 床 拓 展

病例1:患者,男,17岁,1 h前因大笑致下颌不能复位,张口不能关闭入院。

讨论:试分析该患者张嘴不能紧闭的原因。

病例 2:患者,男,2 岁,半小时前因倒地后母亲用力牵拉致左肩疼痛,畸形,现不能正常活动入院。查体:左肩部方肩,被动体位,左肩关节前方可有触痛及空虚感,肩部皮肤感觉迟钝,左肩关节主动活动消失,搭肩实验阳性,左手伸指受限,余脊椎及肢体未见异常。

讨论:试分析该患者的损伤部位。

(叶茂盛　夏克言)

项目 6

头颈躯干肌及肌性体表标志

【项目概要】

通过本次实验教学,使学生确认骨骼肌的结构,头颈及躯干肌的位置,培养学生应用能力。

【实验要求】

1. 掌握咬肌、颞肌、胸锁乳突肌、胸大肌、背阔肌、斜方肌、竖脊肌、腹直肌的位置和形态。
2. 掌握膈的位置和构造特点。
3. 掌握腹前外侧壁各肌位置、层次。
4. 掌握腹直肌鞘和腹股沟管的形态。
5. 在活体上触摸咬肌、颞肌、胸锁乳突肌、胸大肌、背阔肌、斜方肌、竖脊肌和腹直肌。

【实验材料】

1. 头颈、躯干肌标本。
2. 膈标本。
3. 腹壁横切面标本。
4. 盆底肌标本和模型,女性盆膈和尿生殖膈模型。
5. 面肌标本和模型。
6. 咀嚼肌标本和模型。
7. 颜面浅层肌肉-神经-血管模型。

【实验任务】

任务一 标 本 观 察

人体的全身肌分布如图1-6-1所示。

（一）肌学总论

取肢体横断面标本观察,皮肤的深面是一层淡黄色的脂肪组织,称为**浅筋膜**。在浅筋膜的深面有一薄层坚韧的结缔组织膜,称为**深筋膜**。深筋膜延伸至肌与肌之间,称为**肌间隔**。

（二）头肌

1. 面肌:在颜面浅层肌肉-神经-血管模型上观察,可见眼的周围有一环行的肌,称为**眼轮匝肌**。口的周围也有一环行肌,称为**口轮匝肌**。在眼轮匝肌上方,位于额部有一大片肌,称为**枕额肌**,位于颅顶,额部的肌腹称为**额腹**,枕部的肌腹称为**枕腹**,连结额腹和枕腹之间的肌腱称为**帽状腱膜**。

2. 咀嚼肌:咀嚼肌共4块,位于颞下颌关节周围,包括**咬肌**、**颞肌**、**翼内肌**、**翼外肌**。在咀嚼肌标本上观察,位于下颌支浅面的肌称为**咬肌**,上端起于颧弓,下端止于下颌支及下颌角的外面。将咀嚼肌标本翻转,观察其内侧面,可以看到一个方向与咬肌一致的肌,称为**翼内肌**,在其上份的外侧,有一肌与其交叉呈前后走向的肌,称为**翼外肌**。在颞窝内呈扇形的肌,称为**颞肌**。

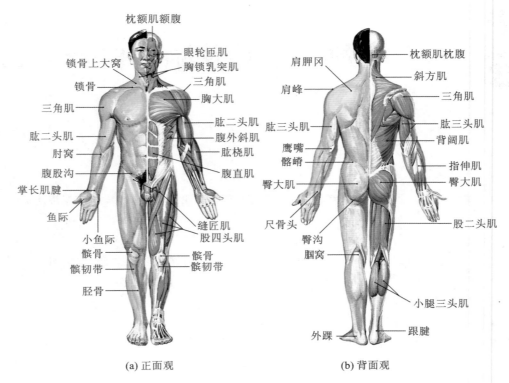

(a) 正面观　　　　　　　　(b) 背面观

图 1-6-1　全身肌

两人一组,互相在面部触摸咬肌:被触摸的同学用力咬牙,可见其下颌角的前方明显隆起,此即咬肌,试着触摸咬肌的边界。咬牙的同时在颧弓的上方还可摸到隆起的颞肌。

（三）颈肌

在整尸标本上观察,在颈部皮肤的深面的浅筋膜内,有一层薄而阔的肌,称为**颈阔肌**。将颈阔肌翻向两侧,在颈部外侧可见一强大肌从后上斜向前下,其前下端分成两股,称为**胸锁乳突肌**。胸锁乳突肌以两个头起于胸骨柄和锁骨的胸骨端,两头会合后斜向后上行,止于乳突。

在颈深部肌标本上观察,看清第 1、2 肋和颈椎,可见止于第 1 肋的有两块肌纤维,前方的称为**前斜角肌**,后方的称为**中斜角肌**。前、中斜角肌的下端与第 1 肋之间有呈三角形的间隙,称为**斜角肌间隙**。位于中斜角肌后方,止于第 2 肋的称为**后斜角肌**。

（四）胸肌

观察胸前壁,覆盖于胸前壁大部、呈扇形的一块肌纤维称为**胸大肌**,起自锁骨内侧半、胸骨和上部肋软骨,止于肱骨上端。

翻开胸大肌,观察肋间隙内的肋间肌,此为重要的呼吸肌。注意浅层的肌纤维方向是从上后外侧斜向下前内侧,这就是**肋间外肌**;在肋间隙的前部,有肋间外膜覆盖。选择去除了部分肋间外肌和肋间外膜的肋间隙观察,此部位的肌纤维方向是从前上内侧斜向后下外侧,这就是**肋间内肌**。

（五）膈

在专门显示膈的标本上观察。膈是呈穹隆形的扁肌,位于胸腔与腹腔之间,分别构成胸腔的底壁和腹腔的顶壁。膈的周围起自胸廓下口周缘,向内上移行为**中心腱**。从膈的凹面观察,可见三个孔,紧靠脊柱前方的是**主动脉裂孔**,由主动脉通过。此孔的左前方是**食管裂孔**,由食管通过。主动脉裂孔的右前上方是**腔静脉孔**,由下腔静脉通过。膈肌也为重要的呼吸肌。

（六）腹肌

1. 腹前外侧壁肌:腹前外侧壁肌共有 4 对。在整尸标本上观察,位于最浅表的是**腹外斜肌**,其肌腹位于后上外侧份,肌束走行方向与肋间外肌一致,其内侧部和下部都是宽阔的腱膜,两侧的腱膜在前正中线融合。摸清髂前上棘和耻骨结节,在这两点之间的腹外斜肌腱膜增厚,形成**腹股沟韧带**。此韧带下方有一个三角形裂隙,称为**腹股沟管浅环**。

翻开"["形切开的腹外斜肌,可见其深面的**腹内斜肌**,腹内斜肌肌束方向与肋间内肌一致,与腹外斜肌肌束方向交叉。

翻开"["形切开的腹内斜肌,可见肌束方向横行的**腹横肌**。再翻开腹横肌,可见一层筋膜,称为**腹横筋膜**。在相当于腹股沟韧带中点上方约一横指处,查看腹横筋膜形成的**腹股沟管深环**。

在腹前壁正中线两侧,可见一对纵长的肌就是**腹直肌**。其上端附着于胸廓的前下部,下端止于耻骨和耻骨联合。肌的中部和上部有3～4个横行的腱性结构将此肌纤维分为数段,此腱性结构称为**腱划**。每侧腹直肌都被一腱性的鞘包裹,此鞘称为**腹直肌鞘**。位于腹直肌前面的称为**腹直肌鞘前层**,位于后面的称为**腹直肌鞘后层**。两层鞘在前正中线外融合在一起,形成**白线**。

2. 腹后壁肌:在腹后壁肌标本或下肢肌标本上观察,在腰段脊柱两侧,可见各有一条长肌由脊柱斜向前下外侧,称为**腰大肌**,属于下肢肌。

（七）盆底肌

在女性盆膈和尿生殖膈模型上观察。在闭孔的后方,坐骨棘连向骶、尾骨有一个呈三角形的肌,称为**尾骨肌**,尾骨肌恰位于骶棘韧带的前上方。在此模型上,从盆腔方向看,除了尾骨外,其余部分都是**肛提肌**。肛提肌和尾骨肌共同封闭小骨盆下口,此二肌的上面和下面都有筋膜覆盖,分别为**盆膈上筋膜**和**盆膈下筋膜**,肛提肌、尾骨肌连同盆膈上、下筋膜共同构成**盆膈**,有直肠穿过。

继续观察该模型,肛提肌前半被**尿生殖膈**遮盖,尿生殖膈呈三角肌,两侧缘附于耻骨弓上,后缘游离,有尿道穿过（女性尚有阴道穿过）。

（八）背肌

将整尸标本翻转,从背侧面观察。

1. **斜方肌**:在项部和背上部看见的每侧有一呈三角形的扁平大片的肌,它起自枕骨、项韧带和全部胸椎棘突,止于锁骨和肩胛骨。

2. **背阔肌**:在背下部和胸的后外侧部。此肌上部被斜方肌遮盖一部分,它起自下6个胸椎和全部腰椎棘突及髂嵴等处,止于肱骨上端。

3. **竖脊肌**:将已经切开的斜方肌、背阔肌下部的腱膜翻开,在脊柱各棘突的两侧各有一条粗而长的肌,就是竖脊肌。此肌下端附于骶骨和髂嵴,上端达枕骨,中途分出很多肌束附于椎骨和肋骨。

任务二 活体确认与实践

两人一组,互相观察和触摸下列肌性标志。

1. 胸锁乳突肌:被触摸的同学将头向右侧倾斜,同时面部转向左侧,在颈部右侧可见到胸锁乳突肌明显的后缘。请被触摸的同学抬头,观察和触摸其双侧的胸锁乳突肌。

2. 竖脊肌:嘱被观察者后伸挺直躯干,观察和触摸棘突两侧的纵行隆起,此即竖脊肌,腰部两侧的竖脊肌非常明显,易于触摸。

3. 胸大肌:嘱被观察者敞开胸部,观察胸廓前方上部的胸大肌。

4. 腹直肌:请肌肉较发达而体型较瘦的同学担任被观察者,观察和触摸腹直肌:在腹部中线两侧可见长形的肌性隆起,此即腹直肌,每侧腹直肌上均有2～3条横沟,此为腹直肌腱划,腱划上、下有发达的肌腹。

（夏克言　陈金锋）

上、下肢肌及肌性体表标志

【项目概要】

　　通过本次实验教学,使学生确认四肢肌的名称和位置,培养学生应用能力。

【实验要求】

　　1. 掌握三角肌位置和形态。
　　2. 掌握肱二头肌、肱三头肌的位置和形态,以及腋窝位置和构成。
　　3. 熟悉掌长肌、桡侧腕屈肌、指浅屈肌的位置。
　　4. 熟悉髂腰肌、腰大肌的位置。
　　5. 掌握臀大肌、臀中肌和臀小肌的位置和形态,以及梨状肌的位置。
　　6. 掌握股四头肌的位置和形态,以及股三角的位置、境界。
　　7. 掌握小腿三头肌的位置和形态。
　　8. 在活体触摸肌的体表位置。

【实验材料】

　　1. 上肢肌标本。
　　2. 下肢肌标本。

【实验任务】

任务一　标 本 观 察

　　(一)上肢带肌

　　在上肢肌或整尸标本上观察,在肩部找到**三角肌**,它呈三角形,从前、后、外包裹肩关节,它起于锁骨和肩胛骨,止于三角肌粗隆(图 1-6-1)。

　　(二)臂肌

　　在上肢肌标本上观察。

　　位于臂部前面最浅表的肌称为**肱二头肌**,此肌上端有两个头连于肱骨和肩胛骨,两头下端汇合形成肱二头肌腱,止于桡骨粗隆。

　　在臂后面只有一块肌,称为**肱三头肌**,此肌上端有三个头分连于肩胛骨和肱骨,三个头汇合形成肱三头肌下端止于尺骨鹰嘴。

　　(三)前臂肌

　　前臂的前面共有 9 块肌,不需在标本上一一观察。请在活体上观察:当用力握拳、屈腕时,腕前可见三条纵行的肌腱隆起,位于最中间、最明显隆起的肌腱是掌长肌腱,掌长肌腱的外侧是桡侧腕屈肌腱,掌长肌腱的内侧是指浅屈肌腱。

　　前臂的背面有 10 块肌,也不需在标本上一一观察。请在活体上观察:当用力将大拇指外展和后伸时,在腕背面的桡侧可由 2 条隆起的肌腱围成的浅窝,称为解剖学鼻咽窝。该窝的外侧缘隆起是拇长展肌腱,其内侧缘隆起是拇长伸肌腱。

（四）手肌

在手肌标本或上肢肌标本上观察,位于手掌外侧的隆起,称为**鱼际**,包括 4 块肌。位于手掌骨内侧的隆起,称为**小鱼际**,包括 3 块肌。

（五）上肢的局部结构

1. **腋窝**:将胸大肌放还原位,在胸大肌外侧份的后方,臂上部与外侧臂之间,有一锥体形腔隙,其前壁为胸大肌,后壁为背阔肌,有上肢的血管神经通过此窝。

2. **肘窝**:位于肘窝前面,呈三角凹陷,有神经、血管从肘窝经过。

3. **腕管**:腕横韧带和腕骨沟围成,有指浅屈肌腱、指深屈肌腱和拇长屈肌腱,及神经血管一起从腕管通过。

（六）髋肌

1. **髂腰肌**:在腹后壁肌标本或下肢肌标本上观察,在脊柱两侧找到**腰大肌**。在腰大肌外侧,位于髂窝内的肌,称为**髂肌**,它起于髂窝,下端与腰大肌会合,经腹股沟韧带深面下行,止于股骨。腰大肌和髂肌合称为髂腰肌。

2. **臀大肌**:从下肢肌背侧面观察,可见臀部最浅表有一个强大的肌,称为臀大肌。此肌的肌束粗大,起于髂骨翼外面和骶骨的背侧面,止于股骨臀肌粗隆。

3. **臀中、小肌和梨状肌**:将已切断的臀大肌翻开,在标本上找到梨状肌,梨状肌从坐骨大孔穿出骨盆到达臀部,行向外侧,止于股骨上端,紧接梨状肌上方的是一块呈扇形的肌,称为**臀中肌**。将已切断的臀中肌翻起,可见其深面还有一块肌,也呈扇形,但较臀中肌小,称为**臀小肌**。

4. **梨状肌上孔和梨状肌下孔**:梨状肌从坐骨大孔穿出骨盆,将坐骨大孔分为上、下两部,分别称为**梨状肌上孔和梨状肌下孔**,它们是神经和血管的通道。

（七）大腿肌

1. **前群**:在下肢标本的前面观察,可见一块长长的肌从髂前上棘向下内侧,一直连到胫骨内侧髁,此肌称为**缝匠肌**,标本上已切断该肌。在缝匠肌的深面有一块很大的肌,称为**股四头肌**。股四头肌的四个头分别是**股直肌**、**股内侧肌**、**股外侧肌**和**股中间肌**。在浅面只能看见三个头,位于中间呈棱形的是股直肌,其外侧及内侧分别是股外侧肌和股内侧肌,将股直肌翻向一边,可见股中间肌。四个头在髌骨上方会合形成股四头肌腱,包绕髌骨,继而下延为**髌韧带**,止于胫骨粗隆。

2. **内侧群**:在下肢标本上找到髂腰肌,在该肌下段的内侧可见排列有三块肌:靠近髂腰肌的称为**耻骨肌**,其内侧为**长收肌**,最内侧呈带状的长肌称为**股薄肌**。

3. **后群**:在大腿的后面有三块肌,靠外侧的一块是**股二头肌**,内侧的两块肌,分别是**半腱肌**和**半膜肌**。

（八）小腿肌

在下肢标本上,观察小腿的后面,有三块粗大的肌,其中浅层的两个头已切断,称为**腓肠肌**,将已切断的腓肠肌翻开,其深面有一块较大的肌,称为**比目鱼肌**。上述两肌合称为**小腿三头肌**。

任务二 活体确认与实践

两人一组,互相观察和触摸下列肌性标志。

1. **三角肌**:注意肩部圆润的圆弧,此即三角肌的外形,注意触摸三角肌的前缘与胸大肌的分界处。

2. **肱二头肌**:将左侧肘关节尽力屈曲,在臂部前面可以触摸到明显肱二头肌的隆起,沿肱二头肌外形向下触摸,在肘窝中部可触摸到肱二头肌腱,可用两指将其捏起。

3. **臀大肌**:从下肢肌背侧面观察,可见臀部最浅表有一个强大的肌,称为臀大肌。

4. 跟腱：腓肠肌腱和比目鱼肌腱的下端互相融合构成一个粗大的肌腱，称为跟腱，在踝关节的后方，足跟的上方，有一条粗长的肌腱，此即跟腱，用两个手指捏住自下至上触摸。

任务三　临 床 拓 展

病例：患者，男，5 岁，因咳嗽、发热至某镇卫生院就诊，护士遵医嘱在其右臀部肌肉上注射了抗感染药物，患者立即哭闹，喊痛，不能行走。

该县医疗事故委员会鉴定如下：右侧坐骨神经损伤，右下肢功能障碍，三级乙等医疗事故。患者家属遂将该卫生院诉诸法庭。

讨论：

1. 臀肌注射与坐骨神经的解剖关系如何？

2. 你认为该事故的发生的原因是什么？ 如果是你，该如何避免此类操作失误？

（夏克言　陈金锋）

項目 **⑧** 消化管和消化腺

【项目概要】

通过标本观察与活体触摸,使学生确认消化系统各器官的正常人体形态结构与位置,培养学生动手能力。

【实验目标】(实验要求)

1. 掌握口腔的境界,以及牙的形态、结构和分类。
2. 在活体上观察口腔的结构。
3. 掌握消化管各段形态结构。
4. 熟悉消化管各段位置、连通关系、分界标志。
5. 熟悉食管、胃、直肠的毗邻结构。
6. 掌握肝的形态、位置及肝外胆道相关知识。
7. 了解胰的形态和位置。
8. 掌握内脏器官的体表定位。

【实验材料】

1. 腹腔解剖标本。
2. 人体半身解剖模型。
3. 头颈部正中矢状切标本。
4. 各类牙标本与模型。
5. 舌游离标本。
6. 唾液腺游离标本。
7. 咽后壁切开标本。
8. 颈部和纵隔解剖标本。
9. 盆腔正中矢状切标本。
10. 消化管各段离体切开标本。
11. 胃游离标本。
12. 肝游离标本。
13. 胰和十二指肠标本和模型。
14. 新鲜猪小肠。

【实验任务】

任务一 标 本 观 察

(一) 口腔

1. 口腔各壁:两人一组,在活体上互相观察,口腔的结构如图 1-8-1 所示。上、下唇之间的裂隙称为口裂。上、下唇的两端结合成**口角**,上唇外面正中线上有一纵行的浅沟,称为**人中**。将上唇向上翻起,可见上唇内面正中线处与牙龈基部之间有一条小黏膜皱襞,称为**上唇系带**,将下唇向下翻,也可看到**下唇系带**。

在标本上观察,口腔的顶壁称为**腭**,包括前2/3区域的硬腭和后1/3区域的**软腭**。软腭后缘游离,其中部有向下伸出的乳头状突起,称为**腭垂**,在腭垂的两侧,由软腭向外侧向下形成前后两条弓状皱襞,前方的一条称为**腭舌弓**,位置略偏外侧。后方的一条皱襞称为**腭咽弓**,位置略偏内侧。腭舌弓的下端连于舌的侧缘,腭咽弓向下延伸至咽的侧壁。在腭舌弓与腭咽弓之间的凹陷,称为**扁桃体窝**,窝内可见有一扁卵圆形的结构,称为**腭扁桃体**。软腭后缘、两侧腭舌弓和舌根共同围成的狭窄称为**口咽峡**。

2. **舌**:在标本上观察,在舌(图1-8-2)上面的前2/3和后1/3交界处,可见若干个似同心圆形状的结构,呈向前开放的"∧"形排列,这些结构称为**轮廓乳头**,紧接这排轮廓乳头的后方,有一个"∧"形浅沟,称为**界沟**。舌的前端称为**舌尖**,舌的界沟端称为**舌根**,舌尖与舌根之间的大部分称为**舌体**。舌根表面有许多大小不等的圆形隆起,统称为**舌扁桃体**。舌体的表面有很多细小的突起,称为**舌乳头**。在标本上看到的散在、体积稍大、颜色稍浅的舌乳头称为**菌状乳头**。

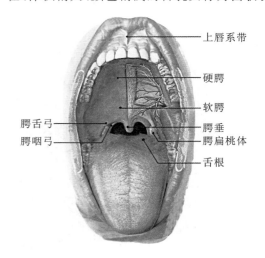

图 1-8-1　口腔

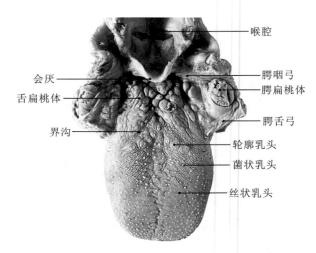

图 1-8-2　舌

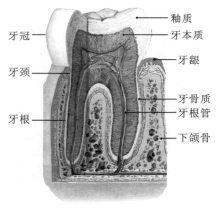

图 1-8-3　牙

在正中矢状切开的头颈部标本上观察,可见舌内一呈扇形的肌,这是**颏舌肌**。它起自下颌体中部内面,肌束呈扇形伸入舌内。

3. **牙**:在头颈部标本或活体上观察,请自己计数牙的总数。牙排成上、下两列,分别嵌于上颌骨牙槽突和下颌骨牙槽内。覆盖在上颌骨牙槽突和下颌骨牙槽部表面的黏膜和黏膜下组织,称为**牙龈**。

在离体牙标本和模型上,观察**牙冠**、**牙根**和**牙颈**的形态特点;各类牙的数目;分辨**釉质**、**黏合质**和**牙质**。观察牙内部的**牙腔**和**牙根管**。

牙模型的纵切面观察,覆盖牙冠表面的是一层瓷白色的物质,称为**釉质**(图1-8-3)。它是人体中最坚硬的物质,覆盖牙龈和牙颈表面的是一层很薄的浅黄色物质,称为**黏合质**。在釉质和黏合质的深面是**牙质**,它是构成牙的主要物质。牙内的空腔称为**髓腔**,其中充满牙髓,牙髓由神经、血管、淋巴管和结缔组织构成。

4. **口腔腺**:口腔腺包括腮腺,下颌下腺和舌下腺。

取头面部标本观察,在耳的前下方,可见一团略呈三角形的组织,就是腮腺。仔细观察,可见它是由无数小块组织构成的,有别于肌组织,也与脂肪组织有别。从腮腺前缘上份发出腮腺管,此管在颧弓下约一横指处,跨越咬肌表面前行。至咬肌前缘处,转向内侧,穿颊肌开口于颊黏膜处(平对上颌第二磨牙)。**下颌下腺**位于下颌体后部的内侧和下方,略呈椭圆形。**舌下腺**位于舌下襞的深面,呈一扁平状结构。

（二）咽

消化系统的结构如图1-8-4所示。

观察正中矢状切的头颈部标本,先找到舌根,在舌根的后下方,可见有一薄片状结构伸向后上方,此结构称为**会厌**。沿会厌向下是一个较大的圆柱状空腔。在鼻腔、口腔和喉的后方,有一纵长的腔隙,这就是咽。咽是一个上宽下窄,前后略扁,呈漏斗状的肌性管道。会厌上缘以下的部分为**喉咽部**,软腭后缘以上的部分为**鼻咽部**,两者之间的部分为**口咽部**。

在咽的顶壁与后壁交界处,黏膜很厚,内有丰富的淋巴组织聚集,称为**咽扁桃体**。在咽的侧壁上,有一漏斗状小洞,称为**咽鼓管咽口**。咽鼓管咽口的前、后方有一明显的弧形隆起,称为**咽鼓管圆枕**。在咽鼓管圆枕后方与咽后壁之间有一纵行的深窝,称为**咽隐窝**。

在会厌和舌根后下份之间连有一条呈矢状位的黏膜皱襞,称为**舌会厌正中襞**。该襞两侧的凹陷称为**会厌谷**。在会厌上缘的后下方是**喉口**,在喉口的两侧各有一个凹陷,称为**梨状隐窝**。

在咽肌标本上,从后方观察咽壁,可见有斜向下外侧的肌束,包绕咽的后壁和侧壁,这都是**咽缩肌**,吞咽活动就是由咽缩肌的收缩完成的。

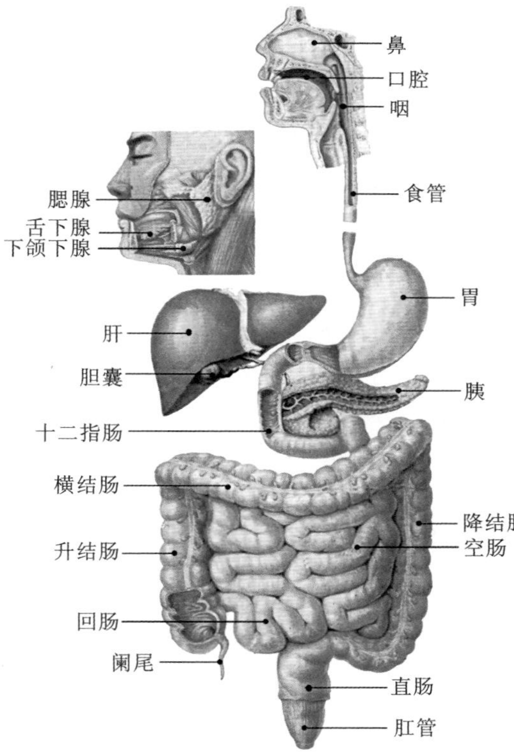

(三)食管

在显示深层结构的整尸标本上观察,食管与咽相连,沿颈椎椎体前沿下行,进入胸腔,沿脊柱胸段的前方下行,在第10胸椎高度穿过膈的食管裂孔,进入腹腔,与胃相连。

食管的三个狭窄在尸体标本上不明显(活体上比较清楚),只能观察到每个狭窄所在的位置,而看不清具体的狭窄部位。第一狭窄在食管起始处;第二狭窄在左主支管从食管前方跨过处;第三狭窄在食管穿膈的食管裂孔处,请在标本上找到这三处位置。

(四)消化系统的腹腔部分

在打开腹前壁的整尸标本上观察,膈的右下方可以看到肝,肝一般在偏右侧。在左半膈的下方,肝的左下方,可以看到**胃**,胃偏左侧。在腹部中份轻轻提起一段肠管,可见肠管与腹后壁之间有一片结构,称为**小肠系膜**。沿小肠向上端追索,直至追到小肠连于腹后壁结构遮盖的一段肠管为止,此处肠管呈急转弯曲,称为**十二指肠空肠曲**。在此曲以上的是十二指肠,以下的是空肠。从空肠向下端追索,达右髂窝处,至小肠末端,可见它与大肠相连。大肠起始处向下形成盲端,称为**盲肠**,盲肠的内下方连有细长的**阑尾**。盲肠以上是**升结肠**,沿升结肠向上,在肝的下方肠管急转弯,形成**结肠右曲**。从结肠右曲,大肠转向左横行,称为**横结肠**,横结肠的左端急转向下,形成**结肠左曲**,自结肠左曲向下是**降结肠**。降结肠向下行至左侧髂嵴的高度,与**乙状结肠**相连,乙状结肠弯曲走向盆腔,在第3骶椎的前方连于**直肠**,直肠的末端是**肛门**。

(五)胃

取离体的胃标本观察,胃有两口、两缘和两壁。先找到胃的两个口,用手指触捏两个开口处,其中较厚、较硬的一个开口是出口,即**幽门**,接十二指肠;另一个开口是**贲门**,与食管相接。将离体胃平放,在贲门与幽门之间有两个缘,其中较长的凸缘称为**胃大弯**,而较短的凹缘称为**胃小弯**。胃小弯的最低点偏幽门侧,该处常形成下凹,形成切迹,称为**角切迹**。

继续观察离体胃,邻近贲门的部分,称为**贲门部**,它没有确切的范围;自贲门左上侧做水平线,线以上胃膨出的部分称为**胃底**;从角切迹至胃大弯膨隆的左界处做连线,此线与幽门之间的部分称为**幽门部**;胃底与幽门部之间的部分称为**胃体**。

取已切开胃大弯的标本,将胃展开,观察胃的黏膜面。胃的黏膜面有很多的皱襞,皱襞大致与胃小弯平行。胃壁的肌层在幽门处形成的环行肌特别发达,称为**幽门括约肌**,幽门括约肌将黏膜托起突入幽门的

图 1-8-4 消化系统

鼻
口腔
咽
食管
胃
腮腺
舌下腺
下颌下腺
肝
胆囊
十二指肠
横结肠
升结肠
回肠
阑尾
胰
降结肠
空肠
直肠
肛管

管腔,形成一环状皱襞称为**幽门瓣**。

(六) 十二指肠

在人体半身解剖模型上观察。整个十二指肠呈"C"形,贴近腹后壁,环抱胰头,分为四部分。十二指肠与胃相连的横行部分称为**十二指肠上部**;上部在肝的下方急转向下,行至第 3 腰椎高度,此段称为**十二指肠降部**;由此急转弯向左行跨腹部的大血管,略向上行,达第 2 腰椎左侧连于**十二指肠空肠曲**,此段中呈水平走行的称为**十二指肠水平部**,略向左上方走行的称为**十二指肠升部**。在腹腔标本上,看清十二指肠的各部分。

取离体的十二指肠和胰标本,对照十二指肠和胰模型进行观察。在标本上分清四部分,在切开的十二指肠降部标本上,在此部内侧壁与后壁交界处,有一纵行的黏膜皱襞,此襞下部附近略膨大,称为**十二指肠大乳头**,胆总管和胰管共同开口于此。

(七) 空肠和回肠

取空肠和回肠标本观察,一般来说,空肠肠壁较厚,回肠肠壁较薄,空肠的黏膜皱襞密而高,回肠的黏膜皱襞稀疏而低。

(八) 大肠

大肠包括盲肠、阑尾、结肠、直肠、肛管。

在腹腔标本右髂窝处观察盲肠、阑尾和回肠末端。**盲肠**呈盲囊状,**阑尾**形似蚯蚓,其长度因个体不同而有较大差异。轻轻地将阑尾拉直,可见连于阑尾与腹后壁的**阑尾系膜**。取离体的盲肠阑尾标本或模型观察,先分清回肠末端、盲肠和阑尾。在切开的盲肠壁,可见回肠末端突入盲肠肠壁,在回肠末端开口的上方和下方,形成回盲瓣,在回盲瓣的下方,阑尾根部的位置,有阑尾通向盲肠的开口,称为**阑尾口**。

结肠包括**升结肠**、**横结肠**、**降结肠**和**乙状结肠**,其结构基本相同。取离体结肠标本观察其特点,仔细观察结肠肠壁表面,可见纵行的带状结构,宽约 4 mm,称为**结肠带**,结肠带共 3 条,它们是结肠肠壁纵行肌层集中成三束形成的。在离体盲肠阑尾标本上观察,可见盲肠表面也有结肠带,而且 3 条结肠带都连于阑尾根部。再观察离体结肠,由于结肠带短而肠管长,因而结肠拉缩肠管,使得肠管形成许多囊状突膨隆,称为**结肠袋**。沿结肠带附近分布有一些脂肪突起,称为**肠脂垂**。结肠带、结肠袋和肠脂垂是结肠的三大特征性结构,可作为辨别结肠的标志。

在盆腔正中矢状切开的标本上观察直肠和肛管。盆膈以上部分,称为**直肠**,盆膈以下部分称为**肛管**。从侧面观察,直肠并不直,有两个弯曲,上方一个弯曲与骶尾骨的曲度一致,凸向后,称为**骶曲**。下方一个凸向前,称为**会阴曲**。仔细观察肛管附近,肠壁的环行平滑肌增厚,形成**肛门内括约肌**。在肛门内括约肌的周围有一些骨骼肌的断面,这是**肛门外括约肌**。

取离体直肠肛管标本,观察其内面的结构,在肛管内表面,可见几条纵行隆起,称为**肛柱**。各肛柱下端之间借半月形黏膜小瓣相连,这些黏膜小瓣称为**肛瓣**,肛瓣与两相邻肛柱的下端之间,形成向上开口的小袋状陷窝,称为**肛窦**。肛瓣的边缘与肛柱下端连成一条锯齿状的环形线,称为**齿状线**。齿状线下方环行光滑区域(宽约 1 cm),称为**肛梳或痔环**,肛梳的下缘称为**白线**。

(九) 肝和肝外胆道

肝的结构如图 1-8-5 所示。在整尸标本上观察,肝绝大部分位于右季肋区和腹上区,小部分伸至左季肋区。肝的上面与膈贴近,称为**膈面**,朝向前上方;下面与腹腔器官相邻,称为**脏面**,朝向左后下方。用手插在肝与腹前壁之间,向两侧滑动,可摸到呈矢状位的片状结构,称为**镰状韧带**。镰状韧带由腹膜构成,连于肝膈面与腹前壁之间,呈矢状位。将手从镰状韧带的两侧,插入肝与腹前壁之间,往上后方探查,并向左侧或右侧滑动,手指末端可在肝膈面的上部与膈之间触及一横位的片状结构,此结构是**冠状韧带**的前层,它呈冠状位连于肝与膈之间。在镰状韧带下部的游离缘,可见一圆索状结构,称为**肝圆韧带**,此韧带向上连于肝的脏面,向下连于脐,它是胎儿脐静脉的遗迹。

取离体肝标本和肝模型观察,肝膈面隆凸而光滑,肝脏面凹陷而凹凸不平。膈面与脏面在前下方的分界是一锐薄的缘,称为**前缘**,前缘上有两个缺口,右侧一个称为**胆囊切迹**,胆囊底常露出此切迹。左侧一个称为**肝圆韧带切迹**。肝的右侧端圆钝厚大,左侧端尖锐薄小。

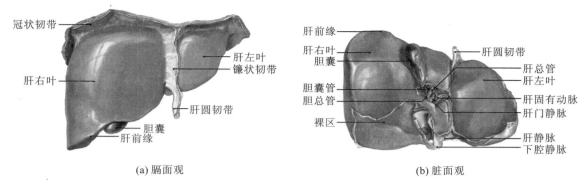

(a) 膈面观   (b) 脏面观

图 1-8-5　肝

将肝模型摆在解剖位置上,体会其在体内的方位。在肝模型上观察,在肝膈面的前部,仔细观察可见两条并在一起的线形隆起向上后延伸,此表示镰状韧带,镰状韧带将肝的膈面分为**肝右叶**和**肝左叶**。镰状韧带在肝膈面的上部分开,分别行向左侧和右侧,此表示冠状韧带前层,前层行至肝左叶和肝右叶两侧与后层会合,分别形成**左三角韧带**和**右三角韧带**。在冠状韧带的前层与后层之间,肝表面没有腹膜覆盖,称为**裸区**,此区比较粗糙。

在离体肝标本和肝模型上观察肝的脏面。先观察肝模型,在脏面中部近前下缘处,右侧有一个囊状的草绿色囊状结构,称为**胆囊**,其左侧有一个圆索状结构是肝圆韧带。在肝圆韧带后上方有一纵裂称为**静脉韧带裂**,它的右侧有一粗大呈柱状的蓝色结构称为**下腔静脉**,下腔静脉压迫肝的脏面形成一条深沟,称为**腔静脉沟**。在腔静脉沟与胆囊窝相接处和肝圆韧带裂与静脉韧带裂相接处之间,有一横行的沟,称为**肝门**。它是肝内外结构进出肝的门户。出入肝门的主要结构有三个:后方粗大的薄壁管道是**肝门静脉**,它的左前方最细的厚壁管道是**肝固有动脉**,右前方稍粗的草绿色管道是**肝总管**(部分标本为左右肝管)。肝的脏面可分为四叶:静脉韧带裂和肝圆韧带裂的左侧为**左叶**;腔静脉沟和胆囊窝的右侧为**右叶**;胆囊窝和肝圆韧带裂之间,肝门以前为**方叶**;肝门以后,静脉韧带裂和腔静脉沟之间是**尾状叶**。在离体肝标本上看清肝门及出入肝的三个重要结构,看清肝圆韧带、胆囊、下腔静脉、尾状叶和方叶。

在离体肝标本和模型上观察胆囊,胆囊分为三部,前下端膨大的盲端称为**胆囊底**,后上端变细的部分称为**胆囊颈**,颈与体之间的大部分称为**胆囊体**,胆囊颈弯曲向左下呈管状的部分是**胆囊管**。胆囊管与肝总管汇合,向下行则称为**胆总管**。

取胰和十二指肠标本和模型观察,胆总管经十二指肠上部的后方下行,末端与胰管汇合后,开口于十二指肠大乳头。

（十）胰

在人体半身解剖模型上观察胰的位置,胰附着于腹后壁,横跨第1腰椎前方。取离体胰和十二指肠标本和模型观察,胰的右端膨大部分是**胰头**,被十二指肠所环绕,左端细小,是**胰尾**,中间部分是**胰体**。在胰的实质内,有一条贯穿胰全长的管子称为**胰管**。胰管与胆总管汇合,共同开口于十二指肠大乳头。

任务二　活体确认与实践

（一）口腔

1. 在活体上摸清颧骨和下颌体,颧骨和下颌体之间的软组织构成口腔的外侧壁,称为**颊**。每侧颊与上唇之间有一呈弧形的浅沟,称为**鼻唇沟**,此沟在笑的时候更为明显。

2. 在活体上互相观察口腔内结构:被观察者张大口,舌放松,轻轻发出"啊——"的声音,观察者先看腭垂,在腭垂两侧,每侧可见两条弓形的**腭舌弓**和**腭咽弓**。腭舌弓在前、偏外侧,腭咽弓在后、偏内侧。两弓之间的表面凹凸不平的组织就是**腭扁桃体**。

3. 在活体上互相观察舌的结构:菌状乳头颜色较红,丝状乳头颜色较苍白。将舌尖抵向硬腭。在正中线上,可见一条黏膜皱襞从舌下面连至口腔底的前部。此黏膜皱襞称为**舌系带**。在舌系带下端的两侧,各有一条向后外侧延伸的黏膜皱襞,称为**舌下襞**。舌下襞的前内侧端形成小隆起,称为**舌下阜**,舌下阜左、右各一,位于舌系带下端的两侧。

（二）腹部

1. 在活体上标出腹部标志线:以宿舍为单位,两同学间在腹壁上标出两横线和两垂线,确认脐区、腹上区、腹下区、右季肋区、右外侧区、右腹股沟区、左季肋区、左外侧区、左腹股沟区。

2. 在腹部分区的基础上确认胃、肝及阑尾的位置:胃大部分位于左季肋区,少部分位于腹上区;肝大部分位于右季肋区和腹上区,少部分位于左季肋区;阑尾位于左髂窝,阑尾根部体表投影通常在脐与右髂前上棘连线的中、外 1/3 交点处,称为**麦氏点**。

任务三　临床拓展

病例 1:患者,男,42 岁,餐后上腹不适、疼痛、厌食、恶心和呕吐 1 h,有饮酒史,检查上腹部压痛明显。

讨论:该患者可考虑为哪个器官的疾病?

病例 2:患者,女,22 岁,上腹痛、恶心、呕吐 6 h,疼痛逐渐转向右下腹,在脐与右髂前上棘连线的中、外 1/3 交点处有压痛及反跳痛,伴有发热。血常规检查:白细胞增高、中性白细胞明显增多。

讨论:该患者可考虑为哪个器官的疾病?

（叶茂盛　黄拥军）

项目 ⑨ 呼 吸 系 统

【项目概要】

使学生在标本上正确辨认呼吸系统各器官的正常人体形态结构与位置,通过活体触摸培养学生动手能力。

【实验要求】

1. 掌握鼻腔位置、分部和形态,以及鼻旁窦的组成和引流。
2. 掌握喉的位置和构成,以及喉腔的形态分部。
3. 掌握气管的位置、形态,以及左、右主支气管的形态特点。
4. 了解呼吸道各器官的连通关系。
5. 掌握肺的形态、分叶、位置及体表投影。
6. 了解肺段支气管及支气管肺段的概况。
7. 掌握脏、壁胸膜的配布概况,以及壁胸膜的下界。
8. 熟悉胸腔、胸膜腔及肋膈隐窝的位置、形态。

【实验材料】

1. 呼吸系统大体标本。
2. 头颈部正中矢状切面标本。
3. 鼻旁窦标本。
4. 切除鼻甲后显露鼻道的标本。
5. 离体喉标本。
6. 喉软骨标本。
7. 离体气管及主支管标本。
8. 离体左、右肺标本。
9. 支气管树标本。
10. 胸腔解剖标本(暴露纵隔及两肺)。

【实验任务】

任务一　标 本 观 察

(一) 鼻

鼻包括外鼻、鼻腔和鼻旁窦三部分(图1-9-1)。

1. 鼻腔:取正中矢状切开的头部标本或模型观察,鼻腔由**鼻中隔**分隔为左、右两腔,前方借鼻孔通外界,后方经鼻后孔通咽的鼻部,每侧鼻腔又可分为二部。取切除鼻中隔的鼻腔标本观察:鼻腔的前下份,即被鼻翼和鼻尖所包围的部分称为**鼻前庭**,鼻腔的其余部分称为**固有鼻腔**。鼻前庭内面是皮肤,生有鼻毛,

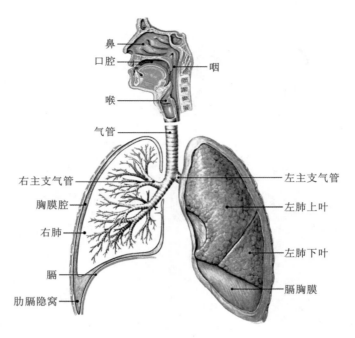

图 1-9-1　呼吸系统

其上方有一呈弧形的隆起,称为**鼻阈**。鼻阈是鼻前庭和固有鼻腔的分界。

取切除鼻中隔的鼻腔标本和模型观察鼻腔的外侧壁。在鼻腔外侧壁上,可见到大小不等,呈前后方向的三条隆起。最下方一条是**下鼻甲**,最长;中间一条称为**中鼻甲**,最上方一条是**上鼻甲**,最短。每个鼻甲的下方都有一相应的裂隙,称为**鼻道**,分别称为**上鼻道**、**中鼻道**和**下鼻道**。上鼻甲的后上方有一凹陷处,称为**蝶筛陷窝**。

2. 鼻旁窦:鼻旁窦由骨性鼻旁窦衬以黏膜组成。

先在颅骨标本上复习各窦的位置。蝶窦位于蝶骨体内,额窦位于眉弓深面,上颌窦位于上颌体内,筛窦位于筛骨迷路内。

在正中矢状切开的头部标本和鼻腔模型上观察,额骨的剖面处可见**额窦**,蝶骨体的剖面处可见**蝶窦**。在上颌骨已打开的面部可见**上颌窦**,请老师示教筛窦各群的情况并用探针将鼻旁窦的开口通向鼻腔的情况示范出来。蝶窦开口于蝶筛隐窝,额窦和上颌窦均开口于中鼻道,筛窦开口于上鼻道和中鼻道。

（二）喉

在正中矢状切的头颈部标本上观察,找到会厌和环状软骨断面,喉(图 1-9-2)的下界是环状软骨下缘,

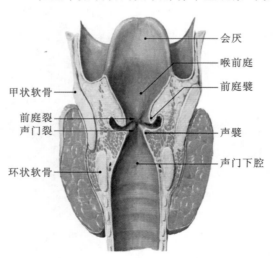

图 1-9-2　喉

会厌的上缘是喉的最高处,平第三颈椎。喉以喉软骨为支架,有喉肌和黏膜覆盖而构成。

在喉支架模型上观察,对照图 1-9-2 认出舌骨、甲状软骨、环状软骨、会厌软骨、杓状软骨,然后再根据下列描述,在模型上观察。

甲状软骨:喉软骨中最大的一个,由左右两个四方状的软骨板在前方略以直角相结合而成。两板的结合处称为**前角**,前角的上端向前突出称为**喉结**。

环状软骨:位于甲状软骨下方,构成喉的底座。环状软骨的前部较低窄,称为**环状软骨弓**,后部高阔,称为**环状软骨板**。

杓状软骨:为一对,位于环状软骨板的上方,呈三棱锥体形,向前方伸出的突起称为**声带突**,向外侧伸出的突起称为**肌突**。

在舌骨和甲状软骨上缘之间,是一片结缔组织膜,称为**甲状舌骨膜**。从环状软骨上缘向上,有一片膜性结构,其下部较大,上部渐小,称为**弹性圆锥**,它的最上部有一个矢状位的裂隙。裂隙的两侧界是弹性圆锥游离的上缘,此上缘增厚,形成**声韧带**。声韧带的前端附于甲状软骨前角内面,后端附于杓状软骨声带突。弹性圆锥的前部中份增厚,形成**环甲韧带**(也称**环甲膜**)。

请在活体上自行触摸:在颈部前面的中上份摸到较突出的喉结,自喉结向两侧摸到甲状软骨板,触摸甲状软骨的整体情况。紧接甲状软骨下方可以摸到形似指环的环状软骨,其前部狭低为环状软骨弓。仔细触摸甲状软骨与环状软骨弓之间狭小的间隙,就是环甲韧带所在位置。

在正中矢状切开的头颈部标本和观察喉口的标本上观察。喉腔的上口称为**喉口**,在喉腔中部的侧壁上,可以看到两条呈前后方向的皱襞,上方一条是**前庭襞**,下方一条是**声襞**,两侧前庭襞之间的裂隙称为**前庭裂**,两侧声襞之间的裂隙称为**声门裂**。前庭裂比声门裂宽,声门裂是喉腔最狭窄的部位。

喉腔可分为三部分:从喉口到前庭裂的一段喉腔,称为**喉前庭**;从前庭裂至声门裂的一段喉腔,称为**喉中间腔**;从声门裂到环状软骨下缘的一段喉腔,称为**声门下腔**。

(三)气管与主支气管

在正中矢状切开的头颈标本上观察,气管位于食管的前方,气管上端与喉相接,上段位于颈部,下段位于胸腔。气管下端在胸骨角水平分为左、右两个主支气管,分叉处称为**气管杈**。气管杈内面形成一个向上方凸出的半月形呈矢状位的隆起,称为**气管隆嵴**。取离体肺连有气管杈的标本,向气管腔方向观察气管杈,很易见到气管隆嵴。

在离体气管标本上观察,气管壁由十几个气管软骨及其间的结缔组织构成,气管软骨呈"C"形,缺口均朝后,且被平滑肌和结缔组织封闭,构成气管后壁。观察左、右主支气管形态特点,可见左主支气较细长走向略水平,右主支气管较粗短走向略垂直。

(四)肺

在打开胸前壁的整尸标本上观察。肺位于胸腔内,左右各一。

取离体肺标本观察肺的质地、颜色、形态及位置。每侧肺都近似半圆锥形,有一尖一底、两面三缘,尖朝上称为**肺尖**,底朝下称为**肺底**。有支气管和血管切断的一面称为**内侧面**,朝向纵隔,支气管和血管出入肺的部位称为**肺门**,出入肺门的结构由结缔组织包在一起,将肺连于纵隔,称为**肺根**。先取左肺观察,左肺前缘的下半有较大的缺口,称为**心切迹**。在肋面可见一条很深的裂隙从后上斜向前下,称为**斜裂**,它将左肺分为上下两叶。现在取右肺观察,除斜裂外,右肺还有一条从斜裂中部附近向前内侧延伸的裂隙,称为**水平裂**,它们将右肺分为上、中、下三叶。

取支气管树模型观察,左、右支气管在进入肺之前,分出分支进入各肺叶,称为**肺叶支气管**,左支气管分出两个肺叶支气管,分别称为**左肺上叶支气管**和**左肺下叶支气管**,右肺分出三个肺叶支气管,分别称为**右肺上、中、下叶支气管**。肺叶支气管再分支,则称为**肺段支气管**,一个肺段支气管连同其所有分支和所属肺组织,构成一个**支气管肺段**,简称为**肺段**,左、右肺各有 10 个肺段。

(五)纵隔

纵隔位于胸腔内,两肺之间。其上界达胸廓上口,下界是膈,前方是胸骨,后方是脊柱的胸段。

(六)胸膜

胸膜是覆盖于左、右肺表面和胸壁内面、膈上面及纵隔两侧的浆膜,覆盖于肺表面的称为脏胸膜,其余的称为**壁胸膜**。

取离体肺标本观察,肺的表面很光滑,这是由于它覆盖了一层浆膜的缘故,肺表面的浆膜就是脏胸膜,用镊子夹起切口缘轻轻提起脏胸膜观察。胸膜不仅紧贴于肺实质的表面,还深入肺裂内。在整尸标本上观察,将胸前壁翻开,观察胸前壁内面光滑的膜,它是壁胸膜的一部分,称为**肋胸膜**。壁胸膜与肺表面脏胸膜之间的间隙就是**胸膜腔**。再向下观察可以看到膈表面的**膈胸膜**和纵隔两侧的**纵隔胸膜**。用手伸入肋胸膜与脏胸膜之间(这时手在胸膜腔内,还是在胸膜腔外),将肺的前缘推向外侧,则可看到脏胸膜与纵隔胸膜在肺根处直接相连的情况。看清肋胸膜与纵隔胸膜在前方的交界线,以及肋胸膜与膈胸膜的交界线。

观察肺的下缘,肺的下缘并非达到肋胸膜和膈胸膜的交界线,它们之间所存在的间隙,称为**肋膈隐窝**(用手

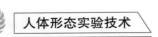

探查一下肋膈隐窝的范围)。肋膈隐窝左、右各一,是最大的胸膜隐窝。

任务二　活体确认与实践

1. 外鼻:两个同学相互在活体上观察:外鼻就是通常所说的鼻子,其上端称为**鼻根**,下端最突的部分称为**鼻尖**,鼻根与鼻尖之间的隆起部分是**鼻背**,鼻尖两侧略呈弧形隆起的部分称为**鼻翼**。鼻尖和鼻翼包绕的部分是**鼻孔**。

2. 鼻旁窦:两个同学相互在活体上确认额窦和上颌窦在面部的投影,额窦位于眉弓内侧,上颌窦位于**鼻翼外侧**。

任务三　临 床 拓 展

病例:患者,女,23 岁,右侧胸痛、气紧 1 周,伴有咳嗽,近二天咳嗽加剧,呼吸困难。检查发现右液中线第 6 肋以下叩诊浊音,听诊呼吸音消失。

讨论:

1. 正常右液中线肺下缘平第几肋?

2. 该患者可考虑为哪个器官的疾病?

(叶茂盛　黄拥军)

项目 **⑩**

泌 尿 系 统

【项目概要】

通过本次实验,使学生确认泌尿系统各器官的正常人体形态结构与位置,培养学生动手能力。

【实验要求】

1. 掌握肾的位置及毗邻结构。
2. 掌握肾的形态、肾门的结构、肾门与腰椎的位置关系。
3. 掌握肾皮质、髓质的构造及肾盂与肾大盏和小盏的连属关系。
4. 掌握女性尿道特点及开口位置。
5. 熟悉肾的三层被膜结构。
6. 熟悉输尿管行程、分段和输尿管的三个生理性狭窄。
7. 熟悉膀胱位置与充盈程度的关系,以及膀胱后面的毗邻结构。

【实验材料】

1. 男、女泌尿生殖系统标本。
2. 腹膜后间隙器官标本。
3. 离体肾及肾的剖面标本。
4. 肾周筋膜标本。
5. 人体半身解剖模型。
6. 男、女盆腔正中矢状切面标本。
7. 离体膀胱标本。
8. 新鲜猪肾。

【实验任务】

任务一 标 本 观 察

泌尿系统结构如图 1-10-1 所示。

(一)肾

在人体半身解剖模型和腹后壁标本上观察,肾左、右各一,位于腹腔的后上部,脊柱的两旁,紧贴腹后壁。

取离体的整肾标本观察,肾呈豆形,内侧缘的中部明显凹陷,称为**肾门**,经肾门出入肾的结构称为**肾蒂**,它们大多是些管道,其中有一条管道在肾门附近较大,在离肾门 3～4 cm 处逐渐变细向下,这段管道较大的部分称为**肾盂**,变细后的部分称为**输尿管**。在肾盂前方看到的另外两种管道,一种管壁较厚的是**肾动脉**,另一种管壁较薄的是**肾静脉**。

取肾剖面标本或模型观察。先在剖面上观察肾实质,在实质的深部,可见有几个颜色与质地不同的锥

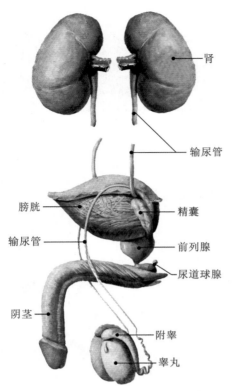

图 1-10-1　泌尿系统

形结构,称为**肾锥体**。一个完整的肾锥体呈圆锥形,其尖朝向肾窦,称为**肾乳头**,其底朝向肾表面。每个肾约有几十个肾锥体,这些肾锥体合称为**肾髓质**。除肾锥体外,肾实质的其余部分统称为**肾皮质**。肾皮质不仅位于肾的浅部,也深入到肾锥体之间,肾锥体之间的肾皮质称为**肾柱**。在肾门附近找到肾盂,肾盂是一个漏斗状的管道,一部分位于肾门以外,一部分位于肾窦内。肾盂在肾窦内通连 2～3 个管道,这几个管道称为**肾大盏**。每个肾大盏又与几个小管相通连,这几个小管称为**肾小盏**。每个肾小盏呈漏斗状,包绕肾乳头的周围。

观察肾的表面,可见有一层结缔组织膜紧贴于肾实质的外面,此层膜虽很薄,却很坚韧,称为**肾纤维囊**,易从肾实质表面剥离。

取腰横断面标本观察,先看清肾纤维囊的断面,在纤维囊的周围,有一层脂肪组织,称为**肾脂肪囊**。脂肪囊不仅包在纤维囊的周围,而且还经肾门与肾窦内的脂肪组织相续。在肾脂肪囊的周围又有一层结缔组织膜,称为**肾筋膜**,位于脂肪囊前方的肾筋膜,经肾蒂前面至腹部大血管前面,与对侧肾筋膜的前层相延续。

（二）输尿管

在人体半身解剖模型和腹后壁标本上观察。输尿管是细长的肌性管道,左、右各一,位于腹膜后。输尿管起自肾盂(第一狭窄处),在腹膜后沿腰大肌前面下行,至小骨盆上口,跨越髂总动脉分支处(第二狭窄处)入小骨盆,沿盆壁向后下,继而转向前内,在膀胱底斜穿膀胱壁(第三狭窄),开口于膀胱内面的输尿管口。

（三）膀胱

在正中矢状切开的盆腔标本和模型上观察。在耻骨联合后方的囊性器官就是膀胱。配合离体膀胱标本一起观察,膀胱在空虚时略呈锥体形,其尖朝向前上方,称为**膀胱尖**,底朝向后下,称为**膀胱底**。在男性,膀胱底的后方是直肠;在女性,膀胱底的后方是子宫和阴道。膀胱尖与膀胱底之间的大部分是**膀胱体**,膀胱的最下部,即尿道内口附近部分称为**膀胱颈**。

取切开膀胱的离体膀胱标本,观察膀胱的黏膜面。膀胱在空虚时,其黏膜形成很多皱襞,充盈时,黏膜皱襞消失。但在膀胱底内面有一个三角形的区域,无论膀胱是充盈还是空虚,此区的黏膜都不形成皱襞,即始终保持平滑,称为**膀胱三角**。膀胱三角的尖朝向前下,此处有一个口,即**尿道内口**。膀胱三角的底朝向后上,其两外侧角处可见有斜的裂隙,是**输尿管口**,膀胱三角就是位于尿道内口,双侧输尿管口三者连线之间。

（四）女性尿道

在正中矢状切开的女性盆腔标本和模型上观察,女性尿道起自膀胱的尿道内口,行向前下方,开口于阴道前庭,女性尿道的特点是短、宽、直。

任务二　活体确认与实践

（一）肾

1. 在活体上寻找肾脏的位置。被观察者取坐位或俯卧位,双手自然下垂,触摸其肩胛骨下角,对应找出第 7 肋,依次向下找到第 12 肋。触摸脊柱两侧竖脊肌,找到竖脊肌的外侧缘。第 12 肋与竖脊肌外侧缘相交的夹角即为肾脏在体表的投影位置,又称为**肾区**。

2. 取新鲜猪肾观察肾脏内部结构。首先在新鲜猪肾上观察有无被膜。包裹在肾脏表面的一层菲薄的结缔组织膜即为**肾纤维囊**,稍用力可将其从肾脏上剥落。标本纤维囊外面连带少许白色或浅黄色的脂肪,即为**脂肪囊**。观察肾门结构,确认**肾静脉**、**肾动脉**、**肾盂**。剖开肾脏,观察肾脏内部结构,确认**肾皮质**、**肾实质**、**肾柱**、**肾锥体**、**肾乳头**、**肾小盏**、**肾大盏**、**肾盂**。肾小盏、肾大盏和肾盂之间没有明显的界线,其所在的区域合称为**肾窦**,是肾门突入到肾实质内的部分。

（二）膀胱

触诊膀胱。正常膀胱空虚时隐于盆腔,不易触及。只有当膀胱积尿,充盈胀大时,才越出耻骨上缘而在下腹中部能触到。膀胱触诊一般采用单手滑行法。被触诊者憋尿,仰卧屈膝,触诊者以右手自脐开始向耻骨方向触摸,膀胱增大多由积尿所致,呈扁圆形或圆形,触之有囊性感,不能用手推移。按压时憋胀,有尿意,排尿或导尿后缩小或消失。借此与妊娠子宫、卵巢囊肿及直肠肿物等鉴别。

任务三 临床拓展

病例:患者,女,20岁,水肿,肉眼血尿5天,尿量减少伴头痛1天。肾区压痛和叩击痛。
讨论:该患者可考虑为哪个器官的疾病?

（张海玲 杨 涛）

男性生殖系统

【项目概要】

通过标本观察与活体触摸,使学生确认男性生殖系统各器官的正常人体形态结构与位置,培养学生动手能力。

【实验要求】

1. 掌握男性内、外生殖器的组成及通连关系。
2. 掌握睾丸、附睾的形态、位置。
3. 掌握输精管形态和行程、射精管、输精管及精囊腺的位置关系。
4. 掌握精索的位置和内容。
5. 掌握男性尿道的分部、狭窄、弯曲。
6. 熟悉前列腺的位置、形态、毗邻结构。
7. 熟悉阴茎的位置、形态、分部及构造。

【实验材料】

1. 男性盆腔正中矢状切标本。
2. 男性生殖器标本。
3. 阴茎的解剖标本。

【实验任务】

任务一 标 本 观 察

（一）睾丸和附睾

取离体睾丸标本结合男性泌尿生殖器模型一起观察。睾丸是稍扁的椭圆体,附睾紧贴于睾丸(图1-11-1)后缘。观察离体睾丸剖面标本或模型,在纵剖面上,可见睾丸周缘有一层较厚的致密结缔组织膜,称为**白膜**,白膜将睾丸实质分隔成许多睾丸小叶。标本上,由于这些结缔组织小隔数目太多,所以每个小隔很薄,看不清楚。睾丸小叶由**精曲小管**组成,请老师用细的尖镊子提起一段精曲小管给你看,可见它是很细的弯曲。

观察模型和离体睾丸标本,附睾紧贴于睾丸的后缘。它较大的一端是**附睾头**,位于上方。另一端较小朝下,称为**附睾尾**,头尾之间称为**附睾体**。附睾尾的下端急转向上续于输精管。

（二）输精管

在离体睾丸标本上,找到输精管,它连于附睾尾的下端,用拇指和食指捏一捏输精管,如同塑料管,很硬,这是由于输精管肌层特别厚的缘故。在男性盆腔标本上观察,可见睾丸和附睾的上方,连有一条如小指粗的圆索状结构,称为**精索**。它从睾丸上端向上,经腹股沟皮下环进入腹股沟管,直到腹股沟管腹环为止。腹股沟管就是精索斜行穿过腹壁肌的通道。精索由输精管、睾丸的动静脉、淋巴管、神经及外包三层被膜构成,用拇指和食指捏一下精索,分辨出其内的输精管。

在人体半身解剖模型和男性盆腔标本及模型上观察,输精管经腹股沟管腹环入腹腔后,沿盆腔侧壁下行,到膀胱底后面,在此形成膨大,称为**输精管壶腹**。

（三）精囊腺、前列腺、射精管

取男性泌尿生殖器模型和离体男性泌尿生殖器标本,观察精囊腺,在膀胱底的后面,每侧输精管壶腹的外侧可见一个表面凹凸不平的长椭圆形结构,就是**精囊腺**。观察**前列腺**,它位于膀胱颈的下方,略似板栗。前列腺的后面较平坦,此面正中线上有一纵行的浅沟,称为**前列腺沟**。

在正中矢状切开的男性盆腔标本和模型上,找到前列腺和尿生殖膈的断面,可见尿道穿过前列腺和尿生殖膈,并继续穿过阴茎,最后开口于阴茎的末端。在显示射精管的模型上观察,输精管壶腹的下端与精囊腺管,在前列腺底处汇合形成**射精管**,射精管由后向前下斜穿前列腺实质,开口于前列腺内的尿道。

（四）阴茎和阴囊

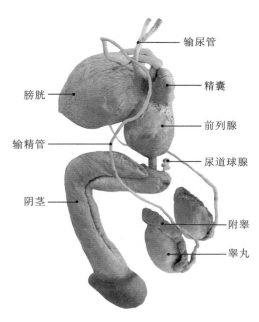

图 1-11-1 男性生殖器

在会阴未解剖的标本上观察,并配合观察离体阴茎标本和尿生殖器模型。阴茎的后端称为**阴茎根**,附于耻骨弓,被阴囊和会阴部的皮肤遮盖。阴茎的前端膨大称为**阴茎头**,其顶端有呈矢状位的开口,是尿道外口（图 1-11-2）。阴茎头的后方略细,称为**阴茎颈**,向后续连**阴茎体**。

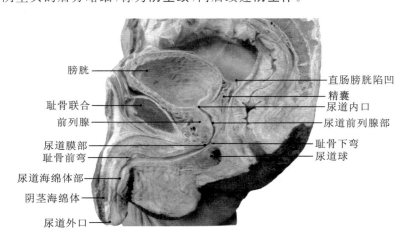

图 1-11-2 男性盆腔正中矢状面

阴茎的皮肤薄而柔软,移动性很大,富于延展性,皮肤在阴茎颈处游离向前延伸,形成双层皮肤的环形皱襞,称为**阴茎包皮**,包皮的游离缘形成包皮口,在尿道外口腹侧与包皮相连的皱襞,称为**包皮系带**。

观察离体的尿生殖器标本和模型。阴茎由三个海绵体构成,背侧一对是**阴茎海绵体**。位于双侧阴茎海绵体腹侧的是一个**尿道海绵体**,它的前端膨大形成**阴茎头**,后端也略膨大,称为**尿道球**,连于尿生殖膈的下面。在模型上,尿道球上方有一对小腺体是**尿道球腺**,它们位于尿生殖膈内。取阴茎横断面标本观察,分清位于背侧的一对阴茎海绵体和腹侧单个的尿道海绵体,尿道海绵体断面内有尿道的断面。三个海绵体的结构均很疏松,呈海绵状,它们的外面各自包有一层致密的结缔组织膜,分别称为**阴茎海绵体白膜**和**尿道海绵体白膜**。三个海绵体外面共同包被有阴茎筋膜和皮肤。

在男性会阴部标本上观察。阴囊是位于阴茎后下方的皮肤囊袋。在切开的阴囊标本上观察,可见阴囊壁仅有两层,即皮肤和深面的浅筋膜。阴囊的浅筋膜内含有平滑肌纤维,故称为**肉膜**,容纳两侧的睾丸、附睾和部分精索。观察睾丸和附睾,在此标本上,包在睾丸附睾外面一层较坚韧的膜已断剪开,将此膜翻开,可见它的内面和睾丸、附睾的表面都很光滑,是由于附有浆膜之故,这层浆膜称为**睾丸鞘膜**。附于睾丸和附睾表面的是**睾丸鞘膜的脏层**,其余部分是**睾丸鞘膜的壁层**。睾丸鞘膜的脏层和壁层在睾丸后缘互相移行,两层之间的腔称为**鞘膜腔**。

（五）男性尿道

在正中矢状切开的男性盆腔标本和模型上观察。男性尿道从内口至尿道外口,分为三部分,即**前列腺部、膜部**和**海绵体部**。取男性泌尿生殖器模型,将前列腺及膀胱的前下半取下来,观察尿道前列腺部的后壁,可见有一纵行的隆起,称为**尿道嵴**。尿道膜部是尿道穿过尿生殖膈的一段,此段是男性尿道最短最狭窄的一段;尿道海绵体部是尿道穿过尿道海绵体的部分,此部最长,其开始部即尿道球内的尿道,称为**尿道球部**,管腔较大;接近尿道外口的尿道管腔也增大,称为**尿道舟状窝**。

男性尿道有三个狭窄部位,即尿道内口、膜部、尿道外口,三个扩大处,即前列腺部、尿道球部、尿道舟状窝。男性尿道还有两个弯曲:一个由前列腺部、膜部和海绵体部开始段形成,位于耻骨联合的下方,凹侧朝向前上方,称为**耻骨下弯**,此弯曲较恒定;另一个弯曲由海绵体部形成,位于耻骨联合的前下方,阴茎根与阴茎体之间,凹侧向后下,称为**耻骨前弯**,若将阴茎向头侧提起,则此弯曲消失。

任务二　临床拓展

病例:患者,男,35 岁,尿频、尿急、尿痛伴血尿 6 个多月。6 个月前无明显诱因渐出现尿频、尿急、尿痛,约 1 h 排尿一次,排尿初始及终末为肉眼血尿,偶伴小血块。现膀胱刺激症状加重,约半小时排尿一次。左肾区轻微叩击痛。左阴囊附睾尾可触及直径 2.5 cm 大小不规则硬结,与阴囊皮肤无粘连,压痛不明显,双输精管粗硬,不光滑。直肠指诊:前列腺不大,质地较硬,表面不光滑。化验:血常规正常,尿蛋白（＋＋）,红细胞满视野,白细胞 20～30 个/高倍镜。胸片:右上肺陈旧性结核病灶。

讨论:该患者涉及哪些器官的病变?

（张海玲　杨　涛）

女性生殖系统

【项目概要】

通过标本观察与活体触摸,使学生确认女性生殖系统各器官的正常人体形态结构与位置,培养学生动手能力。

【实验要求】

1. 掌握女性内、外生殖器的组成及通连。
2. 掌握输卵管的位置、形态,输卵管的分部。
3. 掌握子宫的形态、位置和分部。
4. 掌握阴道口及尿道口的位置。
5. 熟悉阴道的位置、毗邻结构、阴道穹的形成及毗邻结构。
6. 了解乳房的形态、结构。
7. 了解会阴分部及穿过的结构。

【实验材料】

1. 女性骨盆标本。
2. 女性盆腔正中矢状切面标本。
3. 离体女性生殖器标本。
4. 女性外阴标本。
5. 乳房标本。

【实验任务】

任务一 标 本 观 察

一、内生殖器

在女性整盆标本上观察,子宫位于膀胱和直肠之间,它的上端较大并向前倾斜。子宫两侧的大片膜性结构,称为**子宫阔韧带**,大致呈冠状位,其内侧缘附于子宫的侧缘,下外侧缘附于盆膈和盆侧壁,上缘游离。从子宫前上缘的外侧端,沿子宫阔韧带游离缘内,向后上外侧延伸的细长而弯曲的结构是输卵管。输卵管的末端游离,并有许多手指状突起,在输卵管的外侧份的后内侧有卵圆形结构,是卵巢。在正中矢状切开的女性盆腔标本和模型上观察,子宫的内腔呈一狭窄的裂隙,在子宫下端的下方,有一稍宽的裂隙斜向前下,即为阴道(图 1-12-1)。

(一)卵巢

在正中矢状切开的女性盆腔标本和模型上观察,卵巢呈扁卵圆形。

(二)输卵管

在正中矢切开的女性盆腔标本和模型及女性内生殖器模型上观察,输卵管是细长弯曲的肌性管道,

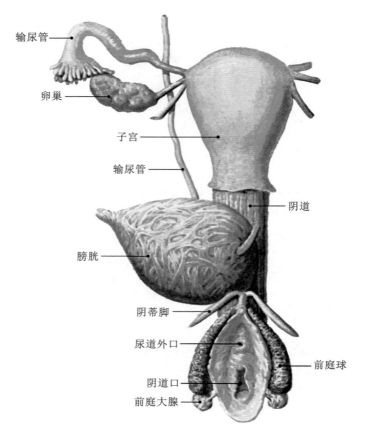

输尿管

卵巢

子宫

输尿管

阴道

膀胱

阴蒂脚

尿道外口

前庭球

阴道口

前庭大腺

图 1-12-1　女性生殖器

左、右各一，位于子宫和盆侧壁之间。全长分为四部分，对照图 1-12-1 在标本上区分这四部分。

（三）子宫

在女性内殖器模型上观察。子宫呈倒置的梨形，前后略扁，子宫与输卵管相连处称为**子宫角**，双侧子宫角之间连线以上部分称为**子宫底**；子宫下段较细部分称为**子宫颈**；子宫颈与子宫底之间的部分称为**子宫体**。

子宫的内腔分为两部分，子宫体内呈三角形的腔称为**子宫腔**，子宫颈的内腔称为**子宫颈管**，其下口称为**子宫口**，通阴道。

在正中矢状切开的女性盆腔模型上观察，子宫位于小骨盆的中央，膀胱与直肠之间。子宫的长轴并非垂直，其上端向前，这个现象称为**子宫前倾**。子宫体与子宫颈也不是直的，而是形成凹缘向前下的弯曲，这个现象称为**子宫前屈**。

在女性整盆标本和模型上观察，找到子宫阔韧带。在子宫角稍前下方，有一圆索状结构，向前下走向腹股沟管深环，这是**子宫圆韧带**，注意将其与输卵管相区分。子宫主韧带在标本和模型上均未显示，对照教材的图体会。在子宫颈后面的两侧向后，每侧有一个弧形的腹膜皱襞，从两侧绕过直肠连于骶骨前面，这是**子宫骶韧带**。

（四）阴道

在正中矢状切开的女性盆腔标本和模型上，并配合离体女性内生殖器标本观察，阴道是一个富于扩展性的肌性管道，它的上端包绕子宫颈阴道部，下端以阴道口开口于阴道前庭。阴道壁与子宫颈之间形成环行隐窝，称为**阴道穹**。阴道穹后部的后方是**直肠子宫陷凹**。

二、外生殖器

在女性外阴标本上观察，在耻骨联合的前方，皮下脂肪较多，皮肤稍隆起，称为**阴阜**，生有阴毛。在外生殖器的外侧部分，每侧有一个纵行的皮肤隆起，称为**大阴唇**。每侧大阴唇的内侧都有一处纵行的皮肤皱襞,称为**小阴唇**。小阴唇前端包于阴蒂周围形成**阴蒂包皮**,在阴蒂的腹侧形成**阴蒂系带**。双侧小阴唇之间的间隙称为**阴道前庭**。阴道前庭有两个开口,前方一个开口较小,是**尿道外口**,后方是**阴道口**,仔细观察尿道外口和阴道口的位置关系。在阴道口的周缘附有**处女膜**或**处女膜痕**。在阴道口的后外侧,皮肤的深面,有左、右**前庭大腺**。

三、乳房

在乳房模型上观察,乳房中部的突起是**乳头**,环绕乳头周围、皮肤颜色较深的区域称为**乳晕**。观察模型上右侧乳房的结构,乳房主要由乳腺和脂肪组织构成,在这里可见有两条通向乳头的管道,称为**输乳管**,每个输乳管的属支所连的乳腺组织构成一个**乳腺叶**,每个乳房有15～20个乳腺叶,所有输乳管都向乳头集中,输乳管是以乳头为中心呈放射状排列。在乳房标本上观察输乳管和乳腺叶。

任务二　临床拓展

病例:患者,女,29岁,下腹剧痛,伴头晕、恶心2 h。2000年11月5日急诊入院,平素月经规律,4～5/35天,量多,无痛经,末次月经时间为2000年9月17日,于10月20日开始阴道出血,量较少,色暗且淋漓不净,到某门诊服中药调经后阴道出血量增多,但仍少于平时月经量。今晨上班和下午2时有2次突感到下腹剧痛,下坠,头晕,并昏倒,遂来急诊。体检:子宫左后方可及8 cm×6 cm×6 cm不规则包块,压痛明显,右侧(－),后陷凹不饱满。化验:尿妊娠(±)。

讨论:该患者病变部位在什么器官?

(张海玲　杨　涛)

【项目概要】

通过标本观察与活体触摸,使学生确认腹膜的正常人体形态结构与位置,培养学生动手能力。

【实验要求】

1. 熟悉腹膜与腹膜腔的概念,腹膜对腹腔器官的被覆关系。
2. 熟悉大网膜和小网膜的位置、小网膜分部,以及网膜囊和网膜孔的位置。
3. 了解腹膜形成的韧带、系膜及陷凹的位置。

【实验材料】

1. 腹膜标本。
2. 腹膜矢状切模型。
3. 腹膜横断面模型。

【实验任务】

任务一　标 本 观 察

在腹膜模型上先弄清概念。在模型上先找到肝和胃。在肝膈面的前部,可以看到**镰状韧带**及其下部的**肝圆韧带**,用手伸进肝与膈之间,直到手指触到一片结构,它是**冠状韧带**的前层。在肝门与胃小弯、十二指肠上部之间的是**小网膜**。小网膜右侧的部分,即连于肝门与十二指肠上部之间的部分称为**肝十二指肠韧带**,连于肝和胃小弯之间的部分称为**肝胃韧带**。小网膜的右缘是游离缘,其后方是**网膜孔**,用左手食指伸进网膜孔,向左探入则手指进入网膜囊。

沿胃大弯垂下 2 层腹膜,从横结肠也垂下 2 层腹膜,这 4 层腹膜组成**大网膜**。在大网膜的下缘,前 2 层与后 2 层腹膜是分别延续的,即最前一层(第 1 层)与最后一层(第 4 层)相延续,第 2 层与第 3 层相延续。为了便于观察,在模型上没有将它们连起来。观察横结肠,可见横结肠与腹后壁之间也连有腹膜,这是**横结肠系膜**。

在模型上复习体会腹膜的结构形成情况:覆于膈下面的腹膜移行于肝,形成冠状韧带的前层和后层,这两层分别覆于肝的表面,并在肝门处会合后向下行,形成**小网膜**。小网膜在胃小弯和十二指肠上部的上缘处,前后两层分开,分别覆于胃和十二指肠上部的前后面,达胃大弯和十二指肠上部的下缘处,两层又会合并向下延伸,形成大网膜的前两层。大网膜的前两层下延至一定的高度,则折返向上形成大网膜的后两层,上达横结肠,包绕横结肠后连于腹后壁,形成**横结肠系膜**。沿大网膜的第 2、3 层之间伸进手,可达胃和小网膜的后方,即达到网膜囊,用手探查一下网膜囊的范围及各壁的情况。

取经网膜孔的腹部横断面模型进行观察。模型上的腹膜是蓝色的,右侧略呈半月形的实心结构是肝。左侧的大囊状结构是胃,其向右延伸的突起是小网膜,胃和小网膜后方的狭窄空腔即**网膜囊**,网膜囊的左侧壁是**胃脾韧带和脾肾韧带**,网膜囊是由腹膜形成的前后扁窄的腔隙,属于腹膜腔的一部分,它经网膜与腹膜腔的其余部分相连通。小网膜右缘后方通入网膜囊的小孔即网膜孔。

现在再回到前面观察过的腹膜模型,连于空肠、回肠与腹后壁之间的一大片腹膜是**小肠系膜**,连于乙状结肠与腹后壁之间的腹膜是**乙状结肠系膜**。

在模型上弄清了上述概念和结构后,再在标本上按以下步骤进行观察。观察标本时动作要轻,避免损坏结构。在肝门和胃、十二指肠上部之间看清小网膜。小网膜很薄,稍用力则破。看清小网膜右侧游离缘及其后方的网膜孔(看清就行,不要去捅它)。看清大网膜,大网膜从胃大弯向下垂,覆于腹腔器官前面,将大网膜向上翻起,可见它连于横结肠,看清横结肠系膜,在横结肠根部下方,试着找到十二指肠空肠曲,观察**小肠系膜**和**阑尾系膜**。

观察正中矢状切开的男性盆腔标本。认清膀胱和直肠,在膀胱和直肠之间,腹膜腔呈一陷凹,称为**直肠膀胱陷凹**。观察正中矢状切开的女性盆腔标本,认清膀胱、子宫、直肠和阴道。在膀胱和子宫之间是**膀胱子宫陷凹**;在直肠与子宫之间是**直肠子宫陷凹**,注意观察直肠子宫陷凹与阴道后穹之间的关系。

任务二　临　床　拓　展

病例:患者,女,29 岁,下腹剧痛,伴头晕、恶心 2 h。2000 年 11 月 5 日急诊入院,平素月经规律,4～5/35 天,量多,无痛经,末次月经时间为 2000 年 9 月 17 日,于 10 月 20 日开始阴道出血,量较少,色暗且淋漓不净,到某门诊服中药调经后阴道出血量增多,但仍少于平时月经量。今晨上班和下午 2 时有 2 次突感到下腹剧痛,下坠,头晕,并昏倒,遂来急诊。查体:子宫左后方可触及 8 cm×6 cm×6 cm 不规则包块,压痛明显,右侧(一),后陷凹不饱满。化验:尿妊娠(±)。B 超:可见宫内避孕环,子宫左后 7.8 cm×6.6 cm 囊性包块,形状欠规则,无包膜反射,后陷凹有液性暗区。

讨论:该患者若做腹膜腔穿刺确诊,应从什么部位穿刺? 穿刺到何部位?

(段文彪　杨　涛)

内分泌器官

【项目概要】

内分泌器官分泌的激素对人体有重要的调节功能。本项目旨在利用模型、标本、影像资料进行观察学习内分泌器官的组成和结构,掌握内分泌器官分泌的激素及各种激素功能。

【实验要求】

1. 熟悉甲状腺的位置、外形。
2. 了解甲状旁腺的位置。
3. 了解肾上腺的位置、外形。
4. 了解垂体的位置、外形。
5. 了解松果体的位置、外形。
6. 了解胸腺的位置、外形

【实验材料】

1. 内分泌器官解剖标本。
2. 头部正中矢状切标本(含脑垂体)。
3. 小儿尸体胸腺标本。
4. 甲状腺标本。
5. 人体半身解剖模型。

【实验任务】

(一)甲状腺

在标本上观察,甲状腺的中部较小,称为**甲状腺峡**,两侧是较大的**侧叶**,位于喉和气管上段的两侧。

(二)甲状旁腺

在显示甲状旁腺的标本观察,位于甲状腺侧叶的后面,各有两颗绿豆大小的椭圆形小体,这就是甲状旁腺。

(三)肾上腺

在胸腹后壁显示肾上腺的标本上观察。每侧肾的上方都有一个肾上腺,并与肾一道被包在肾脂肪囊内。左肾上腺近似半月形,右肾上腺似三角形。

(四)脑垂体

在显示脑垂体的瓶装标本上观察,在脑的下面中央,可以看到一个球形结构,就是脑垂体,它借一纤细的结构连于脑,整个脑垂体位于垂体窝内。

(五)松果体

在脑正中矢状切面的标本上观察,它位于脑干背面中脑的上方,是一个椭圆形小体。

(六)胸腺

在打开胸前壁的小儿尸体标本上观察,胸腺位于胸骨后方,上纵隔的前份,它分为不对称的左叶和右叶,呈长扁条状,质柔软。

(杨　涛　张海玲)

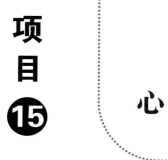

项目 **15**

心

【项目概要】

通过对心脏标本或模型的观察,使学生对心脏的位置、外形及其构造有清晰的认识,旨在培养学生动手能力。

【实验要求】

1. 掌握心的位置、外形。
2. 掌握各心腔形态,心壁构造。
3. 熟悉心包构成与心包腔。
4. 掌握心传导系的组成及位置。
5. 掌握冠状动脉的起始、行程与分布。

【实验材料】

1. 胸腔解剖标本(切开心包)。
2. 离体心的解剖标本和模型(切开心壁,暴露心腔)。
3. 心的血管标本和模型。
4. 人体半身解剖模型。
5. 新鲜的猪心标本。

【实验任务】

任务一 标本观察

(一) 心的位置

在打开胸前壁的整尸标本和人体半身解剖模型上观察,心位于胸腔内,居于中纵隔,周围包裹心包。在整尸标本上,心包的前份已剪开。翻起心包,可见心约为本人拳头大小,略似倒置的圆锥体。心的两侧是肺,下方是膈,上方有出入心的大血管;心略偏左、约2/3位于正中矢状面的左侧,1/3在正中矢状面的右侧。

(二) 心的外形

取心模型和离体心标本,先对照人体半身解剖模型和整尸标本弄清其方位,按解剖方位摆好,然后进行观察。心略呈倒置的圆锥体,其尖钝圆,朝向左前下方,称为**心尖**,较宽的底朝向右后上方,称为**心底**。心除了一尖一底外,还有两面三缘(图1-15-1)。对照教材图找到心的**胸肋面**、**膈面**及**左缘**、**右缘**和**下缘**。

在心尖稍右侧处,下缘微凹陷,称为**心尖切迹**,在心模型上观察,心底及其邻近部分染成粉红色,其余深红色的部分是心室。心房和心室之间的浅沟,呈冠状位,称为**冠状沟**。冠状沟为不完整的环行沟,在胸肋面,它为一粗大结构所阻断,此结构是肺动脉干。在胸肋面有一条浅沟,从肺动脉干根部左侧,始于冠状沟,向前下方延伸到**心尖切迹**,此沟称为**前室间沟**。在心的膈面也有一条浅沟,从冠状沟中部到心尖切迹,称为**后室间沟**。冠状沟以上的部分是心房,其中右前方的是**右心房**,左后方的是**左心房**。右心房后部的

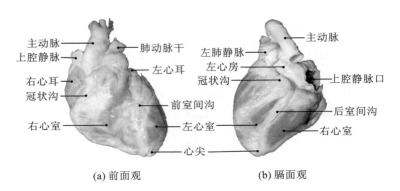

(a) 前面观 　　　　　　　　　　(b) 膈面观

图 1-15-1　心的外形

上、下方各与一条血管相连,分别是**上腔静脉**和**下腔静脉**。右心房向左前方伸出一呈三角形的突起,称为**右心耳**。左心的两侧各连有两条血管,称为**肺静脉**,左心房的左侧向前方伸出一突起,达肺动脉干左侧,称为**左心耳**,肺动脉干与上腔静脉之间的大血管是主动脉。

　　（三）心各房室的内部形态结构

　　在各房室已被打开的离体心标本和心模型上观察(图 1-15-2 至图 1-15-4)。

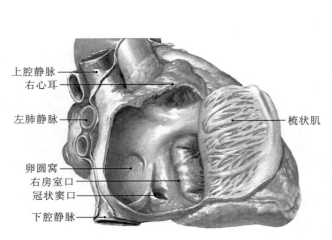

图 1-15-2　右心房

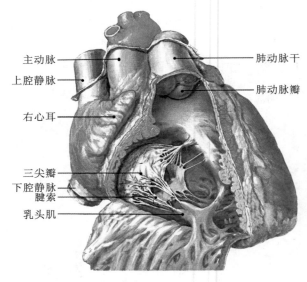

图 1-15-3　右心室

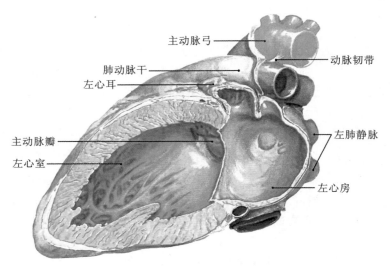

图 1-15-4　左心房与左心室

1. **右心房**:有四个口。三个入口:右心房与上腔静脉相连处是**上腔静脉口**,与下腔静脉相接处是**下腔静脉口**,右房室口与下腔静脉口之间有一较小的开口,称为**冠状窦口**(模型上仅用一凹陷表示)。一个出口:右心房前下方通向右心室的开口,称为**右房室口**。右心耳的内面有很多大致平行的隆起,这些隆起统称为**梳状肌**,右心房其余部分的内表面光滑,右心房的后内侧壁是**房间隔**,在房间隔的中部是一较大的浅窝,称为**卵圆窝**。

2. **右心室**:位于右心房的左前下方。它有两个开口:一个是入口——**右房室口**,口的周缘附有三片略呈三角形的瓣膜称为**三尖瓣**;另一个是出口——**肺动脉口**,位于右心室与肺动脉干相连处,其周缘附有三个呈半月形的瓣膜,称为**肺动脉瓣**。

观察三尖瓣,各瓣的游离缘与心室之间,连有若干根细长的腱性结构,称为**腱索**。腱索的一端连于心室壁上肌性突起的顶端,这些肌性突起称为**乳头肌**。从乳头肌根部至室间隔有一条肌束,称为**隔缘肉柱**。

3. **左心房**:位于心底部,它有五个开口:四个入口位于左心房两侧与肺静脉相连处,都称为**肺静脉口**;一个出口位于左心房前壁的左下部,通向左心室,称为**左房室口**。左心房向左前伸出的突起,称为**左心耳**。

4. **左心室**:左心室有两个口:一个入口即**左房室口**,其周缘的两片瓣膜称为**二尖瓣**;左心室出口称为**主动脉口**,其周缘附有主动脉瓣,与肺动脉瓣一样。

从主动脉腔方向观察主动脉瓣,这三个半月形瓣膜,两个位于前方,一个位于后方,每瓣与主动脉壁之间的内腔,称为**主动脉窦**,按其位置分别**左窦**、**右窦**和**后窦**。

(四)房间隔和室间隔

在离体心标本上观察,房间隔位于左右心房之间,其最薄的部位是**卵圆窝**。

在切开心室前壁的标本上观察,右心室壁较薄,左心室壁厚得多,左右心室之间为**室间隔**,室间隔上部很小一部分很薄,称为**室间隔膜部**,下部很大的一部分很厚,称为**室间隔肌部**。

(五)心包

在打开胸壁的整尸标本上观察,心包是包在心脏周围的膜性囊,上部连于心脏大血管的表面,下面与膈紧紧地愈合在一起。心包外层由致密结缔组织构成,较坚韧,称为**纤维心包**;内面很光滑,是**浆膜心包**,这是浆膜心包的壁层。而覆盖于心脏表面的为浆膜心包的脏层,脏层和壁层互相移行,两层之间的窄隙为**心包腔**。

(六)心的传导系

在显示心脏传导系的标本上,窦房结观察不到,在室间隔的左面和右面,均有一束状结构,分别是**左束支**和**右束支**。它们从位于室间隔右侧面的一束状结构分出,这个结构称为**房室束**。沿房室束向右心房方向追索,可以观察到**房室结**。试比较左、右束支形状的差异,右束支呈圆索状,它沿室间隔右侧下行,经隔缘肉柱到达右心室前壁。左束支从房室束分出后,立即穿过室间隔到达室间隔左侧面。

(七)心的血管

在心脏模型上观察。在右心耳和肺动脉干之间找到**右冠状动脉**,它起自主动脉右窦,沿冠状沟右下行,绕到冠状沟后部分为两支:较小的一支继续沿冠状沟左行,称为**左室后支**;较大的一支沿后室间沟走向心尖切迹,称为**后室间支**(图1-15-5)。

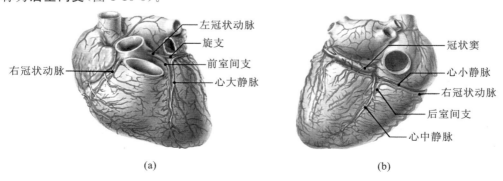

(a)   (b)

图 1-15-5 心的血管

在左心耳和肺动脉干之间找到左冠状动脉,它是一粗短干,起自主动脉左窦,走行约 2 cm 即分为两支:一支循前室间沟前下行,称为**前室间支**;另一支沿冠状沟向左后行,称为**旋支**。

再观察心的静脉,在后室间支起点处,有一粗大的蓝色静脉干,称为**冠状窦**,它借冠状窦口开口于右心房。从冠状窦左端注入的一支静脉是**心大静脉**,从冠状窦右侧注入的有两条静脉,较大的一支是**心中静脉**,较小的一支是**心小静脉**。在右心室前壁表面有数条小静脉,从右冠动脉的浅面跨过冠状沟,直接注入右心房,称为**心前静脉**。

在显示心血管的离体心脏标本上认清上述结构。

任务二　活体确认与实践

确认心脏体表投影:先播放教学录像。找男性自愿学生,显露胸部,要求学生触摸胸骨角及第二肋骨性标志,在此基础上确定心脏体表投影:左侧第二肋下缘胸骨旁 1 cm 处为左上点;右侧第三肋上缘胸骨旁 1.2 cm 处为右上点;右侧第六肋软骨与胸骨连结处为右下点;左锁骨中线与第五肋间交点内侧 1~2 cm 处为左下点。

任务三　猪心的解剖与观察

将心按解剖学方位摆放,在解剖操作之前,首先辨认和区分:①胸肋面、膈面、心底和心尖;②冠状沟、前室间沟和后室间沟;③左半心和右半心(用手捏心室的两侧壁,较厚的一侧为左心室,较薄的一侧为右心室);④出入心的大血管,在心的上方,上腔静脉位于右侧,肺动脉干位于左侧,中间为升主动脉,在心的下方为下腔静脉,左肺上、下静脉和右肺上、下静脉分别自两侧进入左心房。

1. 解剖心的血管　①在升主动脉的右侧、肺动脉干与右心耳之间寻找右冠状动脉(用尖镊剔除其周围的脂肪组织),并沿右侧冠状沟、绕心右缘向后至后室间沟追踪右冠状动脉及其沿途的分支(右缘支、后室间支等);②在升主动脉起始部的左侧、肺动脉干与左心耳之间寻找左冠状动脉(用尖镊剔除其周围的脂肪组织),并沿冠状沟向左分离左冠状动脉(主干很短),可见该动脉随即分为前室间支(行于前室间沟)和旋支(行于左侧冠状沟。绕心左缘至左心室膈面),追踪左冠动脉及其沿途的分支。

在前室间沟内清理出与前室间支伴行的心大静脉;在后室间沟内清理出与后室间支伴行的心中静脉;在右侧冠状沟清理出与右冠状动脉伴行的心小静脉;在心膈面、左心房与左心室之间的冠状沟内清理出冠状窦。

2. 解剖右心房　①在心的胸肋面、沿冠状沟右侧约 1 cm 纵向(与冠状沟平行)切开右心房前壁,切口的上端至右心耳上部,切口的下端至下腔静脉口稍上方;②从上述纵切口的上端向右做一横切口至上腔静脉根部,从切口的下端向右做一横切口至界沟下端;③将心房前壁向右翻开,观察和分辨下腔静脉瓣、卵圆窝、冠状窦口、右房室口等结构。

3. 解剖右心室　①沿冠状沟左侧约 1 cm 做纵切口(不可过深,以免切断三尖瓣),切口上端至肺动脉口稍下方,下端至心下缘约 1 cm 处;②沿前室间沟右侧约 0.5 cm 做纵切口(不可过深,以免切断三尖瓣),切口上端至肺动脉口稍下方,下端至心下缘约 1 cm 处;③在切口①、②上端之间做一横切口;④将右心室前壁向下翻开,观察和分辨室上嵴、流入道、流出道、三尖瓣、腱索、乳头肌、肉柱等结构。

4. 解剖左心房和左心室　①沿左心房的左侧缘切开左心房壁,观察左心房内腔各结构(注意各切开口部位和名称);②沿前室间沟左侧约 0.5 cm 纵行切开左心室前壁。并沿切口将左心室分向两侧,观察和分辨流入道、流出道、二尖瓣、腱索、乳头肌等结构。

5. 解剖肺动脉瓣和主动脉瓣　沿动脉断端(上端)向下将其纵向剪开,观察肺动脉口和肺动脉瓣。以剪开肺动脉的同样方法剪开升主动脉,观察主动脉瓣,注意其位置排列及冠状动脉的开口。

(黄海龙　邹锦慧)

动　　脉

【项目概要】

通过对标本的观察,使学生对全身动脉分布走向有大致了解,要求学生触摸标本以培养其操作能力。

【实验要求】

1. 熟悉肺动脉干及左、右肺动脉形成的解剖生理。
2. 掌握主动脉的起止、位置、分部及各部分支。
3. 掌握头颈、上肢、胸部、腹部、盆部、下肢的动脉主干名称、行程及其主要分支。

【实验材料】

1. 胸腔解剖标本。
2. 躯干后壁的动脉标本。
3. 头颈、上肢动脉标本。
4. 胸部、腹部动脉标本。
5. 盆部、下肢动脉标本。
6. 腹后壁血管瓶装标本。

【实验任务】

任务一　全身动脉的解剖观察

（一）肺动脉

在离体心脏标本和心脏模型上,找到肺动脉干,它始于右心室,行向左后上,至主动脉下分为左、右肺动脉。在肺动脉干分叉处和主动脉弓下壁之间连有一索状结构,称为**动脉韧带**。

（二）主动脉

在整尸标本上观察,在心脏上方找到主动脉（图 1-16-1）。主动脉起自左心室,沿上腔静脉左侧向上方斜升,达胸骨角高度,这一段称为**主动脉升部**。然后呈弓形弯向左后方到第 4 胸椎左侧,这一段称为**主动脉弓**,再沿脊柱左前方下行,以下称为**降主动脉**。降主动脉在胸腔内的一段称为**胸主动脉**,在腹腔内的一段称为**腹主动脉**。到达第 4 腰体下缘的主动脉分为两大支,分别称为**左髂总动脉**和**右髂总动脉**。

主动脉弓:呈弓形弯向左后方,自弓的凸侧向上发出三个分支,自右向左依次为**头臂干**、**左颈总动脉**、**左锁骨下动脉**。头臂干从主动脉弓发出后行向右上方,在右胸锁关节后方分成两支,向上行的一支是**右颈总动脉**,向外行的一支是**右锁骨下动脉**。

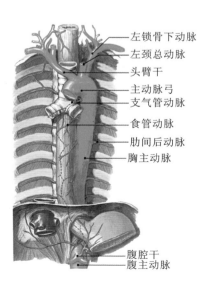

图 1-16-1　主动脉

左锁骨下动脉
左颈总动脉
头臂干
主动脉弓
支气管动脉
食管动脉
肋间后动脉
胸主动脉
腹腔干
腹主动脉

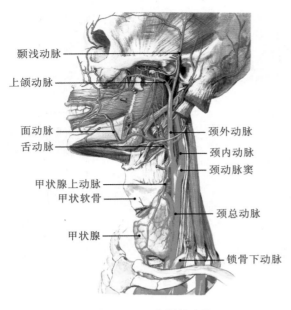

颞浅动脉
上颌动脉
面动脉
舌动脉
甲状腺上动脉
甲状软骨
甲状腺
颈外动脉
颈内动脉
颈动脉窦
颈总动脉
锁骨下动脉

图 1-16-2 头颈部动脉

（三）头颈部动脉

在头颈上肢标本观察，注意不要损伤静脉和神经。颈总动脉沿食管、气管的两侧上行，达甲状软骨上缘水平分成两支，其中位于前内侧的一支称为**颈外动脉**，位于后外侧的是**颈内动脉**（图 1-16-2）。注意观察颈总动脉末端和颈内动脉起始处的局部略膨大，这是**颈动脉窦**。

在活体上触摸颈总动脉：用拇指在一侧胸锁乳突肌前缘，平环状软骨的高度，向后内下压，可以摸到颈总动脉搏动。继续下压可将颈总动脉压向第 6 颈椎的横突，阻断颈总动脉血流。

1. **颈内动脉**：分出后开始位于颈外动脉的后外侧，逐渐转到后其内侧，经颈动脉管入颅腔，颈内动脉在颈部没有分支。

2. **颈外动脉**：颈外动脉在颈部有很多的分支，主要分布于颅外。

由颈外动脉起始部向前下方发出的第 1 个分支，称为**甲状腺上动脉**，下行走向喉。在约平下颌角的位置，颈外动脉向前发出**面动脉**，行向前上绕下颌骨下缘到咬肌前缘和口角的外侧，上行到眼的内侧并改名为**内眦动脉**。活体上，可在咬肌下端前缘与下颌骨下缘交界处摸到面动脉搏动。

在显示面深部结构的标本上观察（此标本上颧弓、下颌支和腮腺均已去除）：先辨认清颈外动脉和面动脉。颈外动脉上行至外耳门的前方分成两个支：一支经耳前方继续上行达颞部，称为**颞浅动脉**，活体上，可在外耳门前方 1 cm 处，摸到颞浅动脉的搏动；另一支是**上颌动脉**，它前行进入上颌骨，分布于鼻腔、口腔深部。仔细观察，在距上颌动脉起始处约 1 cm 的地方，从上颌动脉发出一个分支，称为**脑膜中动脉**，它向上行穿棘孔入颅中窝。

取颅骨标本，观察颅腔内面，先找到棘孔，由棘孔向前外侧和向后外侧各有一条沟，此即脑膜中动脉沟，有脑膜中动脉通过，观察其与翼点的关系。

（四）上肢动脉

在整尸标本上观察，左锁骨下动脉起自主动脉弓，右锁骨下动脉起自头臂干。在头颈上肢标本上观察，锁骨下动脉向外穿过斜角肌间隙至第 1 肋外侧缘，再向外侧行，则改名为**腋动脉**。腋动脉经腋窝深部，继续下行至臂部改名为**肱动脉**；肱动脉沿肱二头肌的内侧下行至肘窝内，在桡骨上端分为两支，外侧支是**桡动脉**，内侧支是**尺动脉**（图 1-16-3）。现在逐一观察上述动脉的分支。

活体上触摸锁骨下动脉：两名同学互相触摸。触摸者用右手握住对方的左肩，拇指向下压向锁骨上窝，可以摸到锁骨下动脉搏动。

1. 锁骨下动脉的分支：

（1）**椎动脉**：在锁骨下动脉起始处外侧，可观察到两个分支分别从锁骨下动脉的上方和下方发出，向上的是椎动脉，向下的是胸廓内动脉。椎动脉一直上行，穿过上 6 个颈椎的横突孔，经枕骨大孔入颅腔，在外面只能观察到椎动脉很短一段。

（2）**胸廓内动脉**：从锁骨下动脉的下方发出。沿胸骨两旁于胸壁内面下行。行至腹直肌后面，改名为**腹壁上动脉**。

（3）**甲状颈干**：在椎动脉起点外侧由锁骨下动脉发出，它很

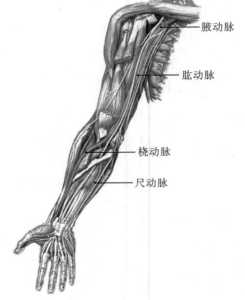

腋动脉
肱动脉
桡动脉
尺动脉

图 1-16-3 上肢动脉

短，马上发出了很多分支，其中一支行向上内侧至甲状腺，称为**甲状腺下动脉**。

2．**腋动脉的分支**：在腋窝找到**腋动脉**，腋动脉在此处发出许多小分支，分布到胸前壁、胸后壁和肩关节等处，不必逐一寻找。

3．**肱动脉**：肱动脉自腋窝下缘续于腋动脉，至肘窝处分为桡动脉和尺动脉。

活体上触摸肱动脉：上肢伸直，在肱二头肌内侧缘，肱动脉位置表浅，可摸到其搏动。

4．**桡动脉**和**尺动脉**：桡动脉自肱动脉分出后，向外下行，走在前臂外侧肌的深面下行，经第1掌骨的内侧进入手掌深部。桡动脉在前臂下段的位置很浅，在桡侧腕屈肌腱外侧很容易找到它，活体上，在前臂下端前面的外侧，可摸到桡动脉的搏动。

尺动脉自肱动脉分出后，经前臂内侧肌的深面下行入手掌。

5．**手的动脉**：在手部瓶装血管标本上观察。桡动脉在腕部发出一细支与尺动脉的末支吻合形成**掌浅弓**。桡动脉的终末支与尺动脉的分支吻合形成**掌深弓**。掌浅弓的位置较浅靠下方，掌深弓的位置较深，靠上方。从掌浅弓和掌深弓发出分支分布于各指。

（五）**胸部动脉**

在胸后壁标本上观察，胸主动脉向左、右侧发出成对的分支到第三至第十一肋间隙，在每个肋间隙内有一个分支，共9对，统称为**肋间后动脉**。

（六）**腹部动脉**

腹部动脉的结构如图1-16-4所示。在腹腔血管标本上观察腹主动脉发出的分支，观察时要特别小心，千万不要用力翻动和牵拉，以免扯断血管。

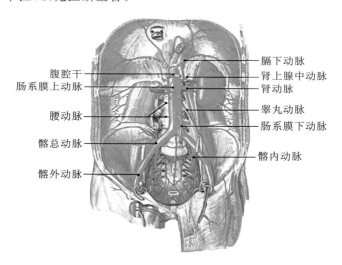

图1-16-4　腹部动脉

1．**腹腔干**：在胃小弯找到沿该弯走行的**胃左动脉**，循胃左动脉向胃的贲门方向逆行追索到发出此动脉的主干，这就是腹腔干。它很短，有三个分支，胃左动脉是其中最小的一支，另两支分别是走向右前上方的**肝总动脉**和走向左侧的**脾动脉**。

肝总动脉分布于肝、胆囊、胰、胃和十二指肠。脾动脉分布于脾、胰和胃。

观察肝总动脉，它从腹腔干发出后行向右前上方，在十二指肠上部的上方分成两支：一支走向肝门，称为**肝固有动脉**；另一支经十二指肠上部的后方下行，称为**胃十二指肠动脉**。

2．**肠系膜上动脉**：把横结肠及其系膜翻向上方，将空肠和回肠翻向左侧，暴露并观察小肠系膜的右侧面。有两条粗血管从左上斜向右下，其中一条管壁较粗，颜色较浅，这就是肠系膜上动脉，分布于空肠、回肠、盲肠、升结肠和横结肠。

3．**肠系膜下动脉**：将空肠回肠连同小肠系膜翻向右侧，暴露小肠系膜根左侧的腹后壁，腹主动脉在分成左、右髂总动脉的上方向左下发出一支动脉，就是肠系膜下动脉，分布于降结肠、乙状结肠和直肠上段。

4. **腹主动脉不成对的脏支**：在腹后壁血管瓶装标本上观察腹主动脉的分支。首先观察腹主动脉发出的三个不成对的脏支，紧靠主动脉裂孔下方的短粗干就是腹腔干，在其稍下方的一支是肠系膜上动脉的根部，平第3腰椎发出的是肠系膜下动脉的根部。

观察腹主动脉成对的脏支。在肠系膜上动脉根部稍下方，可见腹主动脉向左右两侧各发出一较大的分支连于肾，这两支动脉称为**肾动脉**，由肾动脉起点的稍上方，向左、右各发出一小支至肾上腺，称为**肾上腺中动脉**。在肾动脉起始处稍下方，从腹主动脉前壁发出一对细长的分支，沿腰大肌表面斜行走向下外侧。在男性，此分支称为**睾丸动脉**；在女性，此分支称为**卵巢动脉**。

（七）盆腔和下肢动脉

在盆腔血管标本或盆腔与下肢血管标本上观察盆部动脉（图1-16-5）与下肢动脉（图1-16-6）。

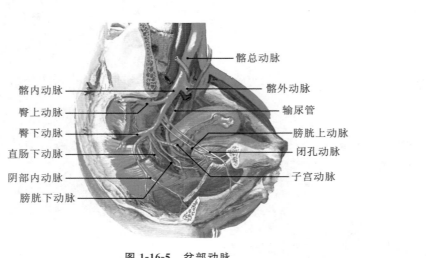

图 1-16-5　盆部动脉　　　　　图 1-16-6　下肢动脉

1. **髂总动脉**：在第4腰椎前方由腹主动脉分出左、右髂总动脉，沿腰大肌内侧走行，至骶髂关节前方分为髂内动脉和髂外动脉。

2. **髂内动脉及其分支**：髂内动脉沿盆腔后外壁下行，很快分为前、后两大分支。后大分支的主干是**臀上动脉**，其下端穿过梨状肌上孔出盆腔。将下肢标本翻转，观察臀后部，翻开臀大肌和臀中肌，在梨状肌上孔可见一短小的动脉穿出，注意观察其分布和走向。

前大分支又分出许多分支，其中有两支较大，走向梨状肌下孔，前方一支是**阴部内动脉**，后方一支是**臀下动脉**。观察臀后部，翻开臀大肌，在梨状肌下孔可见一短小的动脉穿出，注意观察其位置和走向。

3. **髂外动脉及分支**：髂外动脉自髂总动脉发出后，继续沿腰大肌内侧下行，从腹股沟韧带中点的后方下行进入大腿前方，改名为**股动脉**。

在下肢血管神经标本上观察，在股三角内找到**股动脉**，其内侧有**股静脉**，外侧有**股神经**。股动脉行向下内侧，经股三角下端进入收肌管，穿过收肌腱裂孔进入腘窝，改名为**腘动脉**。

活体上触摸股动脉：在腹膜沟韧带中点稍内侧的下方，用拇指向下按压，可触到股动脉的搏动。

在腘窝内找到**腘动脉**，它在收肌腱裂孔处续于股动脉，沿腘窝中线下行，分为**胫前动脉**和**胫后动脉**两个分支。

翻起腓肠肌和比目鱼肌观察胫后动脉，它沿小腿后面中线下行，它的上段向外侧发出一个较大的分支，沿腓骨内侧下行，称为**腓动脉**。胫后动脉下行到内踝后方至足底内侧缘分成两个端支：内侧的较小，称为**足底内侧动脉**；外侧的较大，称为**足底外侧动脉**。

在小腿前群肌之间找到**胫前动脉**，向下跨越踝关节前方，改名为**足背动脉**。

活体上触摸足背动脉：在踝关节的前方，内、外踝连线的中点处，用拇指向后下压迫，可摸到足背动脉的搏动。

任务二 活体确认与实践

两人为一组,互相在对方身体上触摸各动脉搏动点和压迫止血部位。

1. 头、颈部动脉的动脉搏动点和压迫止血部位如表 1-16-1 所示。

表 1-16-1 头、颈部动脉的动脉搏动点和压迫止血部位

动脉名称	动脉搏动点与压迫止血部位	止血范围
颈总动脉	在环状软骨弓的侧方触摸到动脉搏动,将其压向后内方的第 6 颈椎横突上	头面部
面动脉	在下颌骨下缘咬肌前缘处可触摸到搏动,将其压向下颌骨	面颊部
颞浅动脉	在外耳门前方可触摸到动脉搏动,将其压向颞骨	头前外侧部

2. 上肢主要动脉的压迫止血部位如表 1-16-2 所示。

表 1-16-2 上肢主要动脉的压迫止血部位

动脉名称	压迫止血部位	止血范围
肱动脉	在肱二头肌内侧中份,将动脉压向肱骨,用止血带止血时应避开中份,以免伤及桡神经	压迫点以下的全部上肢
桡动脉	在桡骨茎突上方、肱桡肌腱内侧,将动脉压向桡骨	部分手部
尺动脉	在腕部,于尺侧腕屈肌的内侧向深部压迫	部分手部
指掌侧固有动脉	从指根两侧向指骨压迫	手指

3. 下肢主要动脉的动脉搏动点及压迫止血部位如表 1-16-3 所示。

表 1-16-3 下肢主要动脉的动脉搏动点及压迫止血部位

动脉名称	动脉搏动点与压迫止血部位	止血范围
股动脉	在腹股沟韧带中点稍下方可触摸到动脉搏动,将其压向耻骨上支	下肢大部
胫后动脉	在内踝和跟结节之间向深部压迫	部分足部
足背动脉	在内、外踝连线中点可触摸到动脉,将其向深部压迫	部分足部

任务三 临床拓展

病例:患者,男,50 岁。近半年来感觉容易疲劳,体力不如以前,食欲下降,日渐消瘦。1 个月前开始出现右上腹部隐痛,近日加重,呈持续性胀痛,并放射至右肩,体重减轻明显。曾有乙型肝炎病史。检查:B超显示肝右叶有实质性暗区。

诊断:肝癌。

医生建议先进行介入化疗,然后手术切除。

讨论:

1. 肝的血液供应。

2. 请问从股动脉处插入介入化疗导管,需经哪些途径到达病变区域?

(黄海龙 邹锦慧)

【项目概要】

通过对标本或自身的观察,使学生了解静脉分布、走向,特别是浅静脉的体表标志,培养学生自我触摸动手能力。

【实验要求】

1. 掌握上腔静脉的构成。
2. 掌握头颈部的颈内、外静脉的位置。
3. 掌握上肢的浅静脉的位置。
4. 掌握下腔静脉的构成。
5. 掌握下肢的浅、深静脉的位置。
6. 掌握肝门静脉的构成及门、腔静脉的吻合。

【实验材料】

1. 胸腔解剖标本。
2. 躯干后壁静脉标本。
3. 头颈部、上肢静脉标本。
4. 腹部的静脉标本和肝标本。
5. 盆部、下肢静脉标本。
6. 门静脉、腔静脉吻合模型。

【实验任务】

任务一　标本观察

一、肺静脉

观察每侧肺有两条肺静脉,离开肺门后,横行向内,注入左心房。

二、上腔静脉系

在打开胸前壁的整尸标本上观察,上腔静脉是一条粗短的静脉干,全程较直,其下端汇入右心房;上端由左右头臂静脉汇合而成(图 1-17-1)。在纵隔的右侧面找到右肺根的断面,可见一条静脉从右肺根的后方绕到它的上方,向前注入上腔静脉,此静脉称为**奇静脉**。观察左、右**头臂静脉**,它们分别由该侧颈内静脉和锁骨下静脉汇合而成。其汇合处所形成的夹角称为**静脉角**。

(一)头颈部静脉

头颈部有两条静脉主干:颈内静脉和颈外静脉(图 1-17-2)。

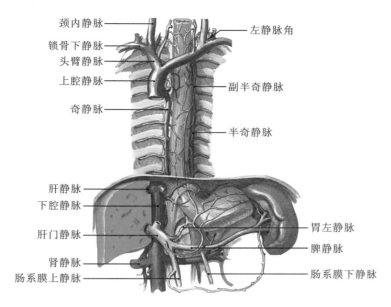

图 1-17-1 上、下腔静脉

1. **颈内静脉**：观察头颈部静脉标本，颈内静脉位于颈内动脉和颈总动脉外侧，管腔较大，自颅底下行至胸锁关节后方，与锁骨下静脉会合形成头臂静脉。

2. **颈外静脉**：头颈部最大的浅静脉，它从前上斜向后下，斜行跨过胸锁乳突肌表面，下端汇入**锁骨下静脉**或静脉角。上端由**枕静脉**、**下颌后静脉后支**汇合而成。

两名同学一组在活体上互相观察颈外静脉：一名同学用力或屏住呼吸，在胸锁乳突肌表面可见到明显隆起（怒张）的颈外静脉，它从前上斜向后下跨过胸锁乳突肌。

3. **面静脉**：与面动脉伴行，下端于舌骨水平注入颈内静脉。

（二）上肢静脉

在上肢静脉（图 1-17-3）标本上观察。在手背的浅筋膜内有静脉网，从手背静脉网的桡侧向上连着一条静脉，称为**头静脉**。它经前臂桡侧上行，经肱二头肌外侧，至三角肌与胸大肌之间穿入深部。从手背静脉网的尺侧向上发出一条静脉，称为**贵要静脉**，它经前臂尺侧上行，至臂部中份穿入深部。在肘窝处，头静脉和贵要静脉之间有一连通支，称为**肘正中静脉**。

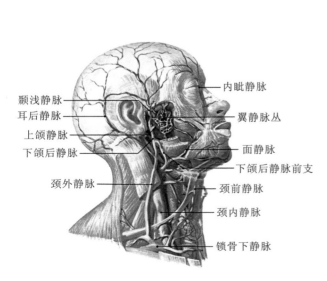

图 1-17-2 头颈部静脉

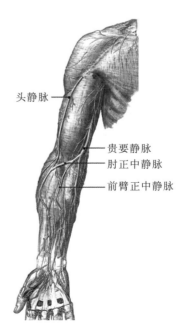

图 1-17-3 上肢静脉

三、下腔静脉系

(一)下腔静脉及其属支

在胸腹后壁标本上观察,位于腹主动脉右侧粗大而扁平、薄壁的血管就是下腔静脉,它的上端穿膈的腔静脉孔上行汇入右心房,下端在第5腰椎下方由左、右髂总静脉汇成(图1-17-1)。沿途有**腰静脉**、**肾静脉**汇入。在离体肝模型上找到腔静脉沟,在此沟的上部可以看到三个大的血管开口,它们是3条**肝静脉**汇入下腔静脉的部位。在门静脉模型上观察肝静脉汇入下腔静脉的情况。

(二)盆部与下肢静脉

继续在胸腹后壁标本观察,髂总静脉由该侧髂内静脉和髂外静脉在骶髂关节前方汇合而成。

在下肢浅静脉(图1-17-4)标本上观察,在足背有静脉弓,从弓的内侧端向上连出一条静脉,称为**大隐静脉**,它经内踝前方、小腿内侧面及大腿内侧面,在腹股沟下方注入**股静脉**。继续观察,**小隐静脉**起于足背静脉弓的外侧端,经外踝后方,沿小腿后面中线附近垂直上行,在腘窝注入腘静脉。

(三)肝门静脉系

在腹腔血管标本和肝门静脉模型上观察。在标本上找到与同名动脉伴行的**肠系膜上静脉**和**脾静脉**,这两个静脉在胰头后方汇合成**肝门静脉**(图1-17-5)。肝门静脉右上行进入肝十二指肠韧带,它的左前方有肝固有动脉,右前方有胆总管和肝总管。上端在靠近肝门处分为左、右两支,分别进入肝左叶和肝右叶。再找到与同名动脉伴行的**肠系膜下静脉**,它向右上行至胰头后方注入脾静脉。

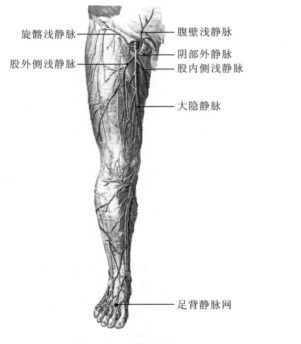

图 1-17-4　下肢静脉

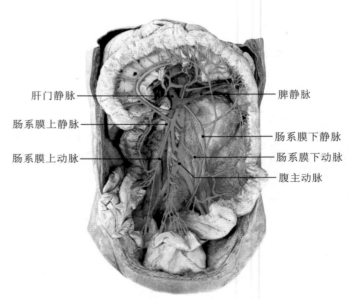

图 1-17-5　肝门静脉系

任务二　活体确认与实践

以学习小组为单位。

活体上观察上肢静脉:在臂中部用止血带结扎约1 min,同学互相寻找和观察头静脉、贵要静脉、肘正中静脉。上肢静脉较浅,其变异非常多见,它们都是临床上常用于静脉穿刺的静脉。

活体上观察大隐静脉:请同学们在自己的内踝前方找到大隐静脉。直立时,它是隆起的,坐下时,将下肢上抬,它是塌陷的(为什么?)。

任务三　临床拓展

病例1:患者,男,20岁。上唇生有化脓性疖1周,2天前挤过脓,现全身不适,头痛、恶心、呕吐、腹泻、腹胀、烦躁,脉搏细速、呼吸急促,突发性剧烈寒战后出现高热。体温40.8 ℃,白细胞总数22×10^9/L,中性粒细胞0.96。

诊断:败血症。

讨论:

1. 为什么会引起败血症? 脓栓可能在何部位生长繁殖?

2. 说明危险三角区的构成,以及头面部静脉与颅内沟通关系。

病例2:患者,男,65岁。20年前患过急性肝炎,近几年来,食欲减退,饭后腹部有胀感。近1个月来有呕血,有时出现便血。

体格检查:脾大,腹水,腹壁静脉怒张,皮肤有出血点,红细胞3.5×10^{12}/L,血红蛋白80 g/L,白细胞3.3×10^9/L,血小板85×10^9/L。

讨论:

1. 请问是哪个器官病变?

2. 为什么会出现腹壁静脉怒张和便血?

(邹锦慧　叶茂盛)

淋巴管和淋巴器官

【项目概要】

淋巴管道的结构观察较为困难,通过对模型的观察来进行学习,学生需要初步了解淋巴结的分布及淋巴管道的走向。

【实验要求】

1. 掌握胸导管的起始、构成、行经和注入部位。
2. 掌握右淋巴管的组成和注入部位。
3. 熟悉下颌下淋巴结、颈外侧浅淋巴结、颈外侧深淋巴结、颏淋巴结和乳突淋巴结的位置。
4. 掌握锁骨上淋巴结、腋淋巴结的位置。
5. 熟悉腹股沟浅淋巴结及腹股沟深淋巴结的位置。
6. 了解脾与胸腺的位置和形态。

【实验材料】

1. 全身浅淋巴结的标本或模型。
2. 胸导管及右淋巴导管解剖标本。
3. 胸、腹、盆腔的淋巴结标本(模型)。
4. 小儿胸腔解剖标本(显示胸腺)。
5. 腹腔解剖标本及离体胸腺标本。

【实验任务】

任务一　淋巴系统的解剖观察

(一)淋巴管

在显示肠系膜淋巴管的瓶装标本上观察,这种标本是用活家兔的小肠和肠系膜制作而成的,将色素注入到活家兔的肠壁浆膜深面,色素被肠壁上的毛细淋巴管吸收,在肠系膜内可见到线形的淋巴管被色素充填而呈深蓝色,由肠壁注射色素处可见许多淋巴管连到肠系膜根部的一个深蓝色的团块,这个团块就是**淋巴结**。

在尸体标本上,淋巴管、淋巴干和右淋巴导管均未显示,只显示了胸导管,在胸腹壁后标本上观察,在食管后方,找到**胸导管**(注意不要拉断,最好不要钳夹和拉扯)。将食管拉向右侧,观察胸导管的上行情况。它在第 5 胸椎高度移向左侧,至胸廓上口经过颈总动脉和颈内静脉后方,最后注入左静脉角。胸导管下端略膨大处称为**乳糜池**。

(二)主要淋巴结

全身淋巴结数量较多,现仅观察几处淋巴结,在显示淋巴结的标本和模型上观察。

1. **下颌下淋巴结和颏淋巴结**:在下颌下腺附近,有几个形状不太规则的球状结构,颜色与下颌下腺略不同,为下颌下淋巴结。在下颌骨颏的深面寻找颏淋巴结。

活体上触摸淋巴结:同学之间互相在活体上摸清下颌下淋巴结和颏淋巴结。

2. **颈外侧浅淋巴结**和**颈外侧深淋巴结**:在模型上观察,在右侧颈部,沿颈外静脉排列的数个淋巴结就是颈外侧浅淋巴结。在左侧颈部,沿颈内静脉排列的淋巴结就是颈外侧深淋巴结。在这群淋巴结中,有几个淋巴结靠近颈根部,沿锁骨下血管附近排列,称为**锁骨上淋巴结**。

3. **腋淋巴结**:在腋窝内,数目较多,约 20 个,它们排列在腋静脉、胸外侧动脉和肩胛下动脉附近,腋窝内的脂肪组织中。

4. **腹股沟淋巴结**:腹股沟浅淋巴结排列在腹股沟韧带下方和大隐静脉末端。腹股沟深淋巴结位于股静脉上端周围。在模型上,腹股沟浅淋巴结在右侧,腹股沟深淋巴结在左侧。

5. **支气管肺门淋巴结**:在离体肺标本上找到肺门,在支气管附近找到的淋巴结就是支气管肺门淋巴结。

（三）脾

在整尸标本上观察,脾位于左季肋区,其后外侧面与膈相贴,称为**膈面**;其前内侧面与腹腔脏器相邻,称为**脏面**(图 1-18-1)。取离体脾标本观察,较平滑的一面是膈面,较凹的一面是脏面。其中部是供血管和神经进出的部位,称为**脾门**。进出脾门的所有结构合称为**脾蒂**。脾的前缘上有 2～3 个切迹,称为**脾切迹**。

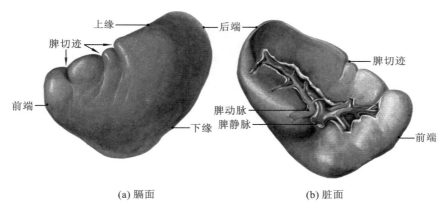

(a) 膈面 　　　　(b) 脏面

图 1-18-1　脾

（四）胸腺

在小儿胸腔解剖标本上观察,找到心包,在心包上方有一块三角形结构,呈长扁条状,质柔软,这就是胸腺,胸腺有两叶,右叶较大,突向颈部。

（邹锦慧　叶茂盛）

【项目概要】

本项目旨在利用模型、标本、影像学资料进行观察和学习视器的组成和结构,在此基础上进行新鲜动物眼的解剖操作,以达到学习视器结构及理解其相关功能。

【实验要求】

1. 熟悉视器的结成。
2. 掌握眼球壁的层次、分部与形态特点。
3. 掌握眼球内容物的组成、各部的形态特点。
4. 熟悉泪器的组成与泪液的排出途径。
5. 了解眼球外肌的名称、位置和功能。

【实验材料】

1. 猪或牛眼标本。
2. 泪器解剖标本。
3. 眼球外肌解剖标本。
4. 眼球模型。
5. 眼球标本。

【实验任务】

任务一　标本及模型观察

(一)眼球

在眼球模型上仔细观察。眼球近似球形,前面中央有一圆凸状的透明结构,称为**角膜**;后面连有一粗短的圆柱状结构,称为**视神经**;眼球前面的正中点称为**前极**,后面的正中点称为**后极**(图 1-19-1)。

取眼球壁水平切面模型,可见眼球内有一球形透明结构,称为**玻璃体**。玻璃体前面中央凹陷,凹陷前方有一个双面凸的透明结构称为**晶状体**。玻璃体和晶状体都是眼球的内容物。晶状体和角膜之间有一圆盘形的膜状结构,称为**虹膜**。虹膜呈冠状位,为圆盘形薄膜,中央的圆孔称为**瞳孔**。虹膜内有平滑肌,一部分呈环形排列在瞳孔周围,称为**瞳孔括约肌**;一部分呈放射状排列,称为**瞳孔开大肌**。

观察眼球壁,眼球壁外层的前小部分是**角膜**,后大部分呈乳白色部分称为**巩膜**,角膜和巩膜合称为**眼球外膜**。在接近角膜缘处,巩膜内有一环形小管,称为**巩膜静脉窦**。

仔细观察眼球断面,在巩膜的内面,前方呈紫红色的肥厚结构称为**睫状体**,睫状体前部的内面有许多呈放射状排列的突起,称为**睫状突**,睫状体内有平滑肌,称为**睫状肌**。后方呈紫褐色的薄层结构称为**脉络膜**。

观察眼球壁的内面,位于脉络膜深面的橘黄色部分是**视网膜视部**,布于睫状体内面和虹膜后面很薄呈

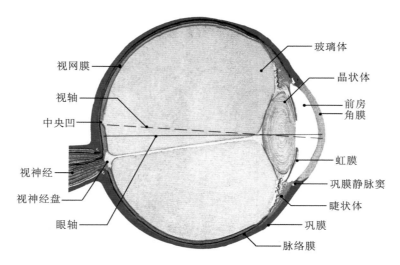

图 1-19-1 眼球

黑色的一层是**视网膜盲部**,视网膜视部和视网膜盲部合称为**视网膜**。

在视神经起始的部位,周围隆起而中央稍凹陷,称为**视神经盘**,在视神经盘外侧稍偏下方有一黄色区域,称为**黄斑**,黄斑的中央凹陷称为**中央凹**。由瞳孔中点至中央凹的连线称为**视轴**。

将玻璃体、晶状体、虹膜、角膜按原位放好,晶状体与虹膜之间的间隙称为**眼球后房**,角膜和虹膜之间的腔隙称为**眼球前房**。前房的周边称为**前房角**或**虹膜角膜角**。

（二）泪器

1. **泪腺**:在眼眶解剖标本上观察,标本上的眶顶壁已经除去,在眶内容物的上份,靠近前外侧部的腺组织就是泪腺。

2. **泪道**:泪道包括**泪小管**、**泪囊**和**鼻泪管**。在显示泪道的标本或瓶装标本上观察,先在泪囊窝的位置找到泪囊。它是一个膜性囊,上端是盲端,下端变细续连鼻泪管,鼻泪管向下开口于下鼻道的前部。在泪囊的外侧壁连有一条或两条小管,就是上、下泪小管,它们分别起于上、下泪点。

（三）眼球外肌

在显示眼球外肌的眼眶标本上观察,标本上眶的顶壁和外侧壁已除去（图 1-19-2）。在眼球和视神经上方有两块肌,这两块肌互相贴近,上方较小的称为**上睑提肌**,下方较大的是**上直肌**;在眼球和视神经内侧也有两块肌,上方较细的称为**上斜肌**,下方较粗的称为**内直肌**;在眼球和视神经外侧和下方的肌肉,分别是**外直肌**和**下直肌**。上述六肌的后端均附于视神经管周围,彼此融合在一起,形成**总腱环**。从前面观察,下

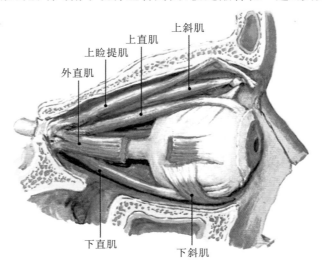

图 1-19-2 眼球外肌

睑的下部有一切口,暴露出**下斜肌**。下斜肌的前内侧端附于眶下壁的前内侧,经下直肌下方走向后外侧,止于眼球中纬线后外侧的巩膜。

任务二　活体确认与实践

（一）解剖猪眼

1. 取新鲜猪眼标本。观察眼球整体,辨认视神经、角膜、巩膜、眼外肌,透过角膜观察虹膜、瞳孔。

2. 用剪刀将眼球周围的结缔组织、眼球外肌等结构剪除,保留视神经。

3. 沿角膜边缘用刀将角膜切一小口,切至有房水流出,注意观察。

4. 用剪刀的一个尖端伸入角膜深面(此时剪刀尖端到达的部位叫什么?),从切口处继续沿角膜边缘,将角膜完整地剪下,观察角膜的厚度,人的角膜比猪角膜薄,只相当猪角膜厚度的 $1/3\sim1/2$。

5. 观察虹膜和瞳孔,可见瞳孔放大,虹膜呈很窄的环状。

6. 用镊子小心夹住晶状体,一边慢慢取出,一边仔细观察,可见于晶状体周缘有许多白色细丝,这就是**睫状小带**,它非常脆弱,极易拉断。观察晶状体:后面较前面隆凸,沿晶状体正中呈前后方向剪开,可见晶状体是由许多呈弧形的纤维成层平行排列而成的。

7. 用剪刀把眼球壁纵行剪成两半,视神经完整地保留在其中一半上,观察玻璃体,它是无色透明的胶状物质。

8. 透过玻璃体,观察视神经盘,但视网膜的血管和黄斑都看不清。

9. 用镊子将视网膜尽可能完整地取下,观察取下的视网膜是什么颜色,注意:它不是黑色的,说明它不包含色素上皮层,这片取下的呈灰色的视网膜是视网膜神经部,它很容易与视网膜色素部分开。

10. 观察脉络膜和睫状体,睫状体内表面是睫状突,可清楚地看到睫状体内表面呈黑色。

11. 将器械洗净擦干,交还老师。将剩下的组织集中放入垃圾桶。

（二）观察活体人眼

两人一组,互相观察角膜、巩膜、虹膜、瞳孔。

观察在不同强度光线下的瞳孔;观察**眼睑**,眼睑位于眼球前方,有**上睑**和**下睑**,上、下睑之间的裂隙称为**睑裂**,睑裂的内侧端称为**内眦**,外侧端称为**外眦**;睑的内侧端略隆起,其顶端有小孔,称为**泪点**;观察**结膜**,用一个手指拉下睑向上,使它的后面翻出来,可见下睑后面布有一层光滑而透明的结构,这就是**睑结膜**;观察眼球巩膜表面,可见一些红色的血管,它们不是巩膜的血管,是球结膜的血管。请被观察者睁开眼向看,观察者用一个手指隔着下睑轻轻推动球结膜,可以看到结膜血管很容易推动,这说明球结膜与巩膜连结较疏松。将下睑尽量往下拉,嘱被观察者眼向上看,观察者可看到球结膜和睑结膜的移行部,这就是**结膜下穹**。

任务三　临床拓展

病例:患者,女,63 岁。左眼渐进性视物模糊一年余,无其他不适。

眼科检查:左眼裂隙灯检查:角膜清亮,透明。瞳孔圆,对光反射存在。晶状体灰白色混浊。玻璃体窥视不见。查眼底:窥视不入。眼压正常。

讨论:可考虑眼哪个结构发生了何种疾病?

（杨　涛　朱景涛）

【项目概要】

前庭蜗器是人体接受外界信息的重要器官之一。本项目旨在利用模型、标本、影像学资料进行观察,学习前庭蜗器的组成和结构,理解听觉传导功能。

【实验要求】

1. 熟悉前庭蜗器(图 1-20-1)的组成。
2. 掌握外耳组成及外耳道形态。
3. 熟悉鼓膜位置和形态。
4. 熟悉鼓室位置及毗邻结构,了解鼓室六壁,听小骨名称及连结。
5. 掌握咽鼓管位置与功能,以及小儿咽鼓管形态特点。
6. 了解骨迷路各部形态,以及膜迷路组成。

【实验材料】

1. 耳模型。
2. 耳标本。
3. 听小骨标本。
4. 颞骨模型。
5. 内耳模型。
6. 手电筒。

【实验任务】

任务一 标 本 观 察

(一) 外耳

1. **耳廓**:在耳模型上观察耳廓、**耳垂**。

2. **外耳道**:在耳模型上观察,外耳道是外耳门至鼓膜的管道。它并非一个直管,从外向内其方向是先朝前上,继而稍向后,然后转向前下。

取外耳道标本观察,外耳道外侧 1/3 段以软骨为支架,称为**外耳道软骨部**;内侧 2/3 段以骨作支架,称为**外耳道骨部**。

3. **鼓膜**:继续在耳模型上观察。鼓膜斜置于外耳道一与中耳鼓室之间,和外耳道的前壁、下壁均成 45°相交。取游离鼓膜模型观察,鼓膜呈漏斗形,凹面朝向外耳道,鼓膜的中央称为**鼓膜脐**。鼓膜的上部呈白色的三角形区域是鼓膜的**松弛部**,其余部分是鼓膜的**紧张部**。在鼓膜的前下部,还有一白色的窄三角形区域称为**光锥**,它是经外耳道观察到的鼓膜反光区。

(二) 中耳

1. **鼓室**:在颞骨模型上观察,分清它是哪侧的颞骨和它的前后、上下、内外侧。取下其外侧部分,找到

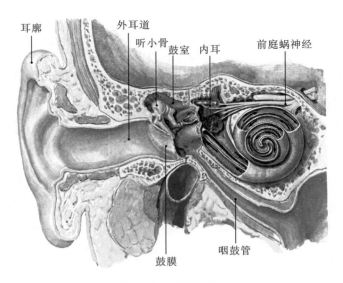

图 1-20-1　前庭蜗器

鼓室,观察鼓室的六个壁。

上壁:上壁为薄层的骨板,称为鼓室盖,与颅中窝相邻。

下壁:下壁借薄骨板与颈内静脉相隔。

前壁:鼓室前方的粗大红色管子是颈内动脉,鼓室前壁的下部就是颈动脉管的后壁,上部可看到一条剖开的管,为**咽鼓管**。

后壁:鼓室后壁上方有一较大的空腔,称为**乳突窦**。

内侧壁:内侧壁为内耳的结构,此壁中部的隆起称为**岬**,岬的后上方有一卵圆形孔,称为**前庭窗**,岬的后下方有一圆形孔,称为**蜗窗**。

外侧壁:外侧壁主要为鼓膜。

2. **听小骨**:在耳模型上观察,3 个听小骨最外侧的是锤骨,与锤骨相连的是砧骨,最内侧的是镫骨。

3. **咽鼓管**:前面在颞骨模型观察过咽鼓管和咽鼓管鼓室口,然后在耳模型上再观察,咽鼓管的前内侧端开口于鼻咽部的侧壁,称为咽鼓管**咽口**。

4. **乳突窦和乳突小房**:在颞骨模型上观察,乳突内部的许多含气小空腔,称为**乳突小房**,它们互相连通,乳突内最大的含气空腔称为**乳突窦**,位于乳突的后上方,乳突小房与乳突窦和鼓室相连通。

（三）内耳

在耳模型上观察,骨迷路位于鼓室的内侧,它的长轴与颞骨岩部的长轴大致平行。骨迷路的前内侧部是**耳蜗**,形似蜗牛壳,它的尖部称为**蜗顶**,朝向前外侧,它的底部称为**蜗底**,朝向后内侧,蜗顶至蜗底中央为**蜗轴**,耳蜗的螺旋形的骨管称为**蜗螺旋管**(也称**骨蜗管**),围绕蜗轴盘旋,在它底部一圈的开始部有蜗窗(图1-20-1,图1-20-2)。

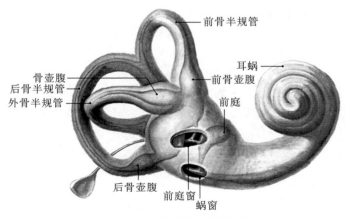

图 1-20-2　骨迷路与膜迷路

前庭是骨迷路中部的膨大部分,略呈椭圆形,朝向鼓室的面有前庭窗,被镫骨底封闭。前庭的后方是3个骨半规管,位置最高、偏前的一个是**前骨半规管**;基本上呈水平位、位置偏外侧的一个是**外骨半规管**;剩下一个位置靠后的是**后骨半规管**。每个骨半规管都有两端,其中一端膨大,称为**骨壶腹**,有骨壶腹的一端称为该骨半规管的**壶腹脚**,另一端称为**单骨脚**。前骨半规管的单骨脚与后骨半规管的单骨脚汇合在一起,称为**总骨脚**,连于前庭。

在放大的内耳模型上观察,耳蜗被纵行切开,找到蜗轴、蜗顶和蜗底,从蜗轴向蜗螺旋管水平伸出的骨板称为骨螺旋板,骨螺旋板与外侧的膜蜗管相连,它们共同将蜗螺旋管分为上、下两层管道,上层的管道称为前庭阶,下层的管道称为鼓阶。

继续观察前庭阶与鼓阶之间的膜蜗管,从断面上看,它是三角形管道,其上壁与前庭阶毗邻,称为前庭膜,其下壁与鼓阶毗邻,称为基底膜,基底膜上的突起是听觉感受器的主要部分,称为螺旋器。

任务二　活体确认与实践

1. **耳廓**:在活体上观察,耳廓的前外侧面较凹,高低不平,**耳垂**位于耳廓的下端,没有软骨,摸上去较软。

2. 两个同学一组,互相观察鼓膜,检查者将对方耳廓轻轻拉向后上方,使外耳道变直,用手电筒向外耳道照射可以看见鼓膜,注意观察光锥。

任务三　临床拓展

病例:患者,男,13岁,右耳部被掌击后出现耳痛、听力下降、耳鸣,并伴有眩晕。患者鼓腮时可感觉有气体自耳内逸出。无其他不适。

讨论:可考虑耳的哪个结构发生损伤?

(杨　涛　朱景涛)

中枢神经系统

【项目概要】

中枢神经系统对人体有重要的调节功能。通过本次实验教学,使学生确认中枢神经系统的组成、形态结构,并能联系实际理解神经系统的功能。

【实验要求】

1. 掌握脊髓的位置、外形。

2. 掌握大脑半球的外部形态结构,分叶,主要沟、回、裂,基底核概念和构成;内囊的位置、分部及各部通过的主要纤维束。

3. 熟悉脑干的组成和外形。

4. 熟悉大脑重要的皮质中枢(躯体运动中枢、躯体感觉中枢、视觉中枢、听觉中枢)的位置。

5. 了解小脑的位置、外形。

6. 了解脑、脊髓被膜的配布。

7. 了解大脑动脉环的位置和组成。

【实验材料】

1. 离体脊髓标本。

2. 脊髓横切面模型。

3. 脑正中矢状切面标本(模型)。

4. 脑干和间脑标本(模型)。

5. 脑干神经核电动模型。

6. 整脑标本(模型)。

7. 脑室模型。

8. 脑和脊髓被模标本(模型)。

【实验任务】

任务一 标本观察

一、脊髓

取离体脊髓标本观察,脊髓(图 1-21-1)呈圆柱形,前后略扁。其一端为切断面,是它的上端,它的下端变细呈圆锥形,称为**脊髓圆锥**,自脊髓圆锥延续向下的细丝,称为**终丝**。在终丝周围有很多脊神经根形成一大束形似马尾的结构,此结构就称为**马尾**。脊髓上端略膨大部分称为**颈膨大**,脊髓下段略膨大部分称为**腰骶膨大**。

沿脊髓前面正中线和后面正中线各有一条沟,前面一条较深,称为**前正中裂**,后面一条较浅,称为**后正中沟**。前正中裂两侧的脊神经根丝是前根根丝,粗细不均。前根根丝附着处是前外侧沟。同理,后根根丝

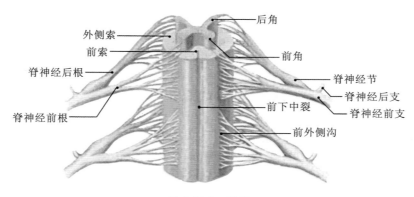

图 1-21-1 脊髓

附着处是后外侧沟。

　　紧附于脊髓表面有一薄层结缔组织膜,称为**软脊膜**,此膜与脊髓实质之间没有空隙,最外一层致密坚韧的膜,质地很像心包,称为**硬脊膜**。在硬脊膜与软脊膜之间还有一层很薄的无色透明膜,称为**脊髓蛛网膜**。在脊髓蛛网膜和软脊膜之间有较宽的间隙,称为**蛛网膜下隙**,其中充满无色透明的脑脊液。在除去后壁的椎管标本上观察,硬脊膜与椎管壁内面的骨膜之间的间隙称为**硬膜外隙**。

　　取两块小玻片封存的脊髓横切面标本或脊骨横断面模型观察。在脊髓切面上可看到深部有一呈"H"形区域,其颜色与其周围的结构不同,此区域是脊髓的灰质。它的周围是脊髓的白质。观察较小近圆形的切面,这是脊髓胸段的切面。在此切面上,"H"形结构上伸出的短而略粗部分称为**前角**,细而较长的部分,称为**后角**;向外侧突起的部分称为**侧角**。"H"形结构的"一"部分称为**灰质连合**。仔细观察灰质连合的中央,可能看到一个颜色略深的点,它是脊髓的**中央管**。位于后外侧沟与后正中沟之间的是**后索**;前外侧沟和前正中裂之间的是**前索**;前后外侧沟之间的外侧部分是**外侧索**。

二、脑干

(一) 在脑干模型上观察

　　对照教材图,分清脑干模型的上下两端及腹侧面(图 1-21-2)和背侧面(图 1-21-3)。脑干下段细小部分是**延髓**,中部膨隆部分是**脑桥**,上方的两个圆柱状结构是**中脑**。

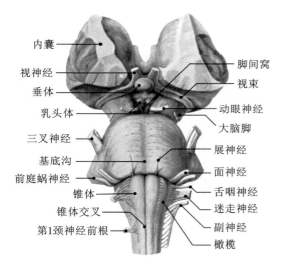

图 1-21-2 脑干腹侧面

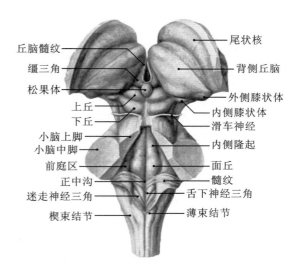

图 1-21-3 脑干背侧面

　　1. 观察脑干腹侧面:在延髓前面正中线上有一条较深的沟,称为**前正中裂**,此裂两侧的纵行隆起称为**锥体**。在双侧锥体的下端,可见前正中裂下段扭曲,表示有锥体束纤维交替越过前正中裂,称为**锥体交叉**。每侧锥体的外侧部有一个椭圆形的隆起,称为**橄榄**。橄榄和锥体之间的沟内有一排根丝称为**舌下神经根丝**。在橄榄的后外侧也有一排神经根丝,自上而下依次是**舌咽神经**、**迷走神经**和**副神经**的根丝。

在脑桥腹侧的膨隆部分称为**脑桥基底部**,沿正中线有一条纵行的浅沟,称为**基底沟**。脑桥基底部向两侧延伸,逐渐缩小形成**小脑中脚**。在脑桥基底部与小脑中脚交接处,可以看到粗大的**三叉神经根**。脑桥和延髓在腹侧面的分界是一条横行的沟,称为**延髓脑桥沟**,在此沟内自中线向外依次有**展神经**、**面神经**和**前庭蜗神经**的神经根。

脑桥基底部上方的一对圆柱状结构,称为**大脑脚**(注意,大脑脚是中脑的一部分,不属于大脑),左、右大脑脚之间的深窝称为**脚间窝**,其内有**动眼神经根**。

2. 观察脑干背侧面:延髓上段和脑桥共同组成一个呈菱形的凹陷,称为**菱形窝**。后正中沟的两侧各有一对隆起,称为**薄束结节**和**楔束结节**,其深面有**薄束核**和**楔束核**。

观察菱形窝,找到菱形窝的两外侧角,可见数条细长隆起自此横行到中线,称为**髓纹**,它是延髓和脑桥在背面的分界线。从菱形窝上角沿正中线至其下角的纵行沟称为**正中沟**,此沟将菱形窝分成对称的左、右两半。正中沟外侧还有一条与之大致平行的纵沟,称为**界沟**。正中沟与界沟之间的纵行隆起,称为**内侧隆起**,每侧内侧隆起在髓纹上方有一圆形隆凸,称为**面神经丘**,其深面有**面神经膝**和**展神经核**。界沟外侧的三角形区域称为**前庭区**,其深面有**前庭神经核**。

中脑的背面有上、下两对圆形的隆起:上方一对称为**上丘**,是**视觉反射中枢**;下方一对称为**下丘**,是**听觉反射中枢**。在下丘的下方有一对**滑车神经根**出脑,绕大脑脚行向腹侧。

3. 在脑正中矢状切开标本上观察:先认清脑干下部的延髓、脑桥和中脑,中脑内可见一个小管腔,称为**中脑水管**。在脑干后方、大脑的后下方,可见菜花样的结构,这是小脑的切面。在延髓、脑桥和小脑之间有一个似三角形的空腔,称为**第四脑室**。第四脑室的前下壁就是菱形窝。第四脑室顶前上部的片状结构就是**前髓帆**,后下部的片状结构是**后髓帆**,从后髓帆连至延髓的部分为膜性结构,称为**第四脑室脉络组织**。其上有一个小孔,称为**第四脑室正中孔**,位于小脑和延髓之间,代教老师可在整脑标本上将其具体位置指示给学生。第四脑室外侧也有一开口称为**第四脑室外侧孔**,左、右各一。在外侧孔处,可见到一团菜花样结构,称为**脉络丛**,它是第四脑室脉络丛延伸至外侧孔的部分。

(二)脑干的内部结构

观察透明脑干电动模型,先辨明模型的腹背面,认清延髓、脑桥和中脑。然后接通电源,按照开关上标明的脑神经核名称逐个打开开关(一次开一个,看清后关掉,再开另一个)。观察每个脑神经核的位置,看清所有脑神经核并熟悉它们的位置后,切断电源。再按照脑神经核的类型,观察躯体运动核、内脏运动核、躯体感觉核和内脏感觉核。

在此模型上,还可以看到位于中脑内的红核和黑质、锥体束的大致走行情况。

三、间脑

取脑干模型,从其后上方看,位于中脑上方的一对似卵圆形的结构是**背侧丘脑**(图1-21-4)。双侧背侧丘脑的内侧面之间有一矢状的窄隙,称为**第三脑室**。在背侧丘脑的上外侧有一呈前后方向的弓状隆起,称为**尾状核**(属于端脑)。其前端膨大,位于背侧丘脑前端的前方;后端细小,位于背侧丘脑后端外侧。背侧丘脑前端的背面较窄,向上隆起,称为**丘脑前结节**;后端膨大,位于中脑的上外侧,称为**丘脑枕**。

取塑料半脑模型或玻璃钢脑模型观察,在背侧丘脑内侧面的前部可看到**丘脑间黏合**的断面,在其下方找到**下丘脑沟**,它自中脑水管上端沿背侧丘脑内侧面下界向前,继而转向上终于一个小孔,此孔称为**室间孔**。以下丘脑沟为界,后上方是背侧丘脑,前下方是**下丘脑**。在玻璃钢模型上,可见第三脑室顶部有一片含有血管的紫色结构,这是**第三脑室脉络丛**。

取脑干模型观察,从其腹侧面观察下丘脑的各结构:视神经呈索状,伸向前下外侧,双侧视神经的后端结合在一起,称为**视交叉**,自视交叉向后外侧延续是**视束**,它绕大脑脚上端走向后,视交叉的后方突向前下的漏斗状突起称为**漏斗**,其下端变细接**脑垂体**(模型上没有脑垂体)。漏斗基部的后上份,有一对很不明显的隆起,称为**灰结节**,灰结节后上方的一对球形隆起,称为**乳头体**。

沿视束向后追索,可见它绕过大脑脚后连于一隆起,称为**外侧膝状体**;在枕的下方、外侧膝状体的内侧有一椭圆形的隆起,称为**内侧膝状体**,内、外侧膝状体属于后丘脑。从下丘至内侧膝状体的一条隆起称为**下丘臂**。

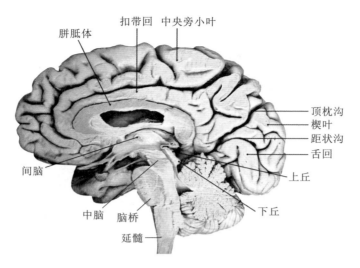

图 1-21-4 脑正中矢状面

双侧背侧的丘脑枕之间,上丘的上方,可见一个突起,称为**松果体**,属于上丘脑的结构。

四、小脑

在小脑模型上观察。小脑上面平坦,下面隆凸,前部有较深大的凹陷,根据这些特点,弄清小脑的解剖方位(图 1-21-4)。观察小脑的下面,小脑中部的细小部分,称为**小脑蚓**,它两侧的膨大部分是左、右**小脑半球**。小脑半球内侧部前份比较隆起,约有拇指末节大小,称为**小脑扁桃体**。在小脑扁桃体前内侧端之间的深处有一结节样的小突起,称为**小结**,由小结伸向前外侧的线形隆起,称为**绒球脚**,绒球脚的前外侧端膨大,表面呈多个小结节状,称为**绒球**。绒球与小结借绒球脚相连,组成**绒球小结叶**。

观察小脑的上面,大约在前 1/3 和后 2/3 交界处有一深裂,称为原裂,原裂以前的部分属于**小脑前叶**,原裂以后的部分属于**小脑后叶**。

观察小脑的厚切片。小脑叶片表面的一层灰质颜色较深,是**小脑皮质**。它一直延伸到沟和裂的底部。皮质的深面为颜色较浅的白质,称为**小脑髓体**。髓体内可以看到颜色较深的灰质,这是**小脑核**,在切面上可以看见弯曲的**齿状核**。

五、端脑

在整脑标本和整脑模型上观察。端脑主要由左、右两个大脑半球组成(图 1-21-4),两侧大脑半球之间有矢状位的深裂,称为**大脑纵裂**。在大脑纵裂底部连结两大脑半球的结构是**胼胝体**。大脑半球与小脑之间是近水平位的**大脑横裂**。每个大脑半球表面都布满深浅不一的沟,统称为**大脑沟**,沟与沟之间的隆起部分统称为**大脑回**。

(一)大脑半球的外形

取一个大脑半球模型观察,对照整脑标本和模型,辨明其解剖方位(图 1-21-5,图 1-21-6)。观察大脑半球的上外侧面,在此面的下份有一条深沟,从前下斜向后上,称为**外侧沟**。在此沟中部的上方,有三条大致平行的沟,从上后内侧走向下前外侧,其中,中间的一条沟最完整,称为**中央沟**。它从大脑半球上缘中点偏后处开始连续不断地走向前外下,直到接近外侧沟处终止。另外两条沟称为**中央前沟**和**中央后沟**,分别位于中央沟的前方和后方,这两条沟通常是断续的。大脑半球的最前端称为**额极**;后端向后下方最突出处称为**枕极**;外侧沟以下部分的最前端称为**颞极**。转到大脑半球内侧面观察,在内侧面的后下份,可见一开口向后的"V"形沟。"V"形沟的上支称为**顶枕沟**,下支称为**距状沟**。

每侧大脑半球通常被分为五叶。在大脑半球的上外侧面上、外侧沟以上、中央沟以前的部分称为**额叶**;顶枕沟以后的部分称为**枕叶**;额叶和枕叶之间的区域,借外侧沟及其延长线分为上下两部,上部是**顶叶**,下部是**颞叶**。在外侧沟的深处还有一些脑沟和脑回,称为**岛叶**或**脑岛**。前面观察的脑干模型上,位于

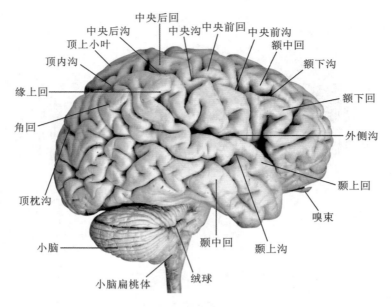

图 1-21-5　大脑半球外侧面

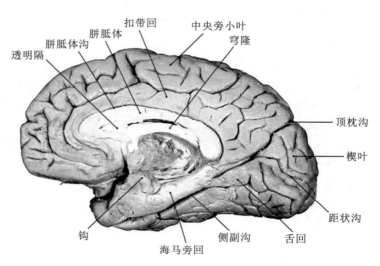

图 1-21-6　大脑半球内侧面

尾状核外侧的沟和回就是脑岛。

观察额叶。其后部有**中央前沟**,中央前沟与中央沟之间是**中央前回**,这是躯体运动中枢。中央前沟以前,有两条分别从中央前沟的上段和下段行向前的不连续的沟。上方的一条是**额上沟**,下方的一条是**额下沟**。额上沟以上是**额上回**;额上、下沟之间是**额中回**;额下沟以下是**额下回**。

观察颞叶。其表面可见两条较明显的呈前后走向的沟,称为**颞上沟**和**颞下沟**。它们把颞叶分成**颞上回**、**颞中回**和**颞下回**。从颞上回中部延伸到外侧沟下壁上,有两条短而大致横行的脑回,称为**颞横回**,这是听觉中枢。

观察顶叶。它的前部是**中央后沟**,中央沟和中央后沟之间是**中央后回**,它是躯体感觉中枢。从中央后沟偏上内侧处,有一条沟行向后下,称为**顶内沟**。它将顶叶除中央后回以外的部分分为上内侧部和下外侧部。前者称为**顶上小叶**,后者称为**顶下小叶**。顶下小叶又包括前后两个回。前方的回包绕外侧沟后端的周围,称为**缘上回**;后方的回包绕颞上沟后端的周围,称为**角回**。

观察大脑半球的内侧面,此面的中部有一个很大的弯曲断面,是胼胝体的断面,胼胝体下方是一片略呈三角形的薄板,称为**透明隔**。透明隔与背侧丘脑之间的孔称为**室间孔**。紧靠胼胝体上方与它大致平行走行的脑回称为**扣带回**,扣带回背面的沟,称为**扣带沟**。在上外侧面找到中央前回和中央后回,它们的上端越过半球上缘后会合在一起,一直延伸到扣带沟,这个部分称为**中央旁小叶**。在内侧面后份找到**顶枕沟**

与**距状沟**,二沟之间的三角形区域称为**楔叶**。

观察大脑半球的下面。在额叶下面的内侧份,距大脑纵裂不到1cm处,有一条前后走行的束状结构,称为**嗅束**,嗅束的前端膨大称为**嗅球**。

在颞叶和枕叶的下面有两条前后走向的沟,外侧一条称为**枕颞沟**,内侧一条称为**侧副沟**。这两条沟将颞叶和枕叶下面分成三条纵行的回,最外侧的是**枕颞外侧回**,中间的是**枕颞内侧回**,最内侧的又分为两半,后半是**舌回**,位于距状沟与侧副沟之间,前半是**海马旁回**,位于海马沟与侧副沟之间。海马旁回的前端反转向内侧的突起称为**钩**。

将塑料脑模型的颞叶和枕叶部分取下,观察它的上面,在海马旁回的上外侧和海马沟的外侧,有一个前端大、后端小的弓形隆起,称为**海马**,在海马旁回与海马之间有一条锯齿状的细长结构,称为**齿状回**。

(二)大脑半球的内部结构

观察大脑半球水平切面封装标本。这是一侧半球的水平厚切片,这个长形的切片有一个边缘较直,是半球的内侧面,借此可区分它的内侧和外侧(图1-21-7)。此切片的最大横径在中部以后,凭此可辨明它的前和后。现在观察切片上的结构。

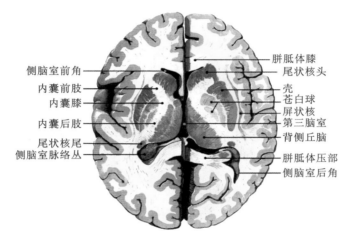

图1-21-7 大脑半球水平切面

半球表面颜色。略深的部分是在**大脑皮质**,它不仅覆盖于脑回的表面也覆盖于沟的底部及岛叶的表面(注意,它约有几毫米厚?),在大脑皮质深面颜色较淡的部分是**大脑髓质**。

在切片内侧缘的前部和后部,分别有一大束纤维弯向前和弯向后。它们是胼胝体前部和后部的纤维。在切片内侧缘前部,胼胝体前部纤维的后方,有一个斜的裂隙,是**侧脑室前角**,紧接其后有一团颜色较深的灰质,是尾状核的头。在尾状核头后方,靠近内侧缘的一大团灰质是背侧丘脑的断面。双侧背侧丘脑之间应是第三脑室,但在半脑标本上无法看到它的范围。

在尾状核头后外侧,背侧丘脑的前外侧的白质中,有一大团呈三角形的灰质,这是**豆状核**,它包括两部分,外侧颜色略深的部分,称为**壳**,壳的内侧有两个颜色较浅的灰质团,称为**苍白球**,壳和苍白球共同组成豆状核。

内囊:在脑水平切面模型和标本上,内囊是位于豆状核、尾状核和丘脑之间的宽厚白质层。白质层的纤维是由上行的感觉纤维束和下行的运动纤维束构成。一侧内囊呈夹角向外的"<"形,可分为三部:前部位于豆状核和尾状核之间,称为**内囊前脚**;后部位于豆状核和丘脑之间,称为**内囊后脚**;前、后肢汇合处称为**内囊膝**。

在脑干小模型上观察,辨认清尾状核和背侧丘脑。尾状核的前端较大,位于背侧丘脑前方,称为**尾状核头**,它沿背侧丘脑上外侧缘向后延伸,并逐渐变细,称为**尾状核体**。尾状核体继续向后并弯向外下方,变得更小,称为**尾状核尾**。尾状核折转向前,其末端连于一个膨大,此膨大称为**杏仁体**。模型上,在右侧尾状核的外侧可见很多呈放射状的纤维,这就是**内囊**,内囊的外侧就是**豆状核**。

在基底核和脑室模型上观察,辨认出尾状核、杏仁体、豆状核,它们都被染成橘黄色,它们和屏状核一起统称为基底核。注意观察在此模型上,内囊在什么位置?双侧背侧丘脑之间的浅绿色结构是第三脑室的形态(注意:模型上各脑室均做成实体形象,应体会其实际是空腔的形态)。第三脑室连向后下的细小部分表示中脑水管,再向后下连于金字塔形的第四脑室,包绕背侧丘脑周围的浅绿色结构是侧脑室的中央部,位于顶叶内;由中央部前端向前达背侧丘脑前方的部分是**侧脑室前角**,位于颞叶内;由中央部向后外伸的部分是**侧脑室后角**,位于枕叶内;在尾状核尾下外侧部分是**侧脑室下角**,位于颞叶内。每侧的侧脑室借室间孔与第三脑室相通。

六、脑膜和脑的血管

(一)脑膜

1. **硬脑膜**:在显示硬脑膜的头部标本上观察,硬脑膜与硬脊膜的质地相同,厚而坚韧,贴附在颅腔壁的内面,与颅骨之间不存留间隙,没有硬膜外腔。硬脑膜与颅盖各骨的连结较疏松,易于分离,与颅底各骨的连结则很紧密,不易分开。

硬脑膜的上部沿正中矢状面向下形成一片突起,形似镰刀,这就是插入大脑纵裂内的**大脑镰**,它的前端较窄。附于筛骨的鸡冠上,后端较宽,与小脑幕相连,**小脑幕**近水平位,伸入大脑横裂内,分隔大脑后部和小脑,它的后缘附于横窦沟,小脑幕前缘的中部为一大切迹,称为**小脑幕切迹**,正好包绕中脑。

取离体硬脑膜标本观察,先认清大脑镰、小脑幕,辨明标本的方位。在大脑镰上缘找到它的横断面,可见到一个呈三角形的腔隙,就是**上矢状窦**,它纵贯大脑镰全段。大脑镰的下缘内也有一条很小的**下矢状窦**。大脑镰与小脑幕相接处有**直窦**。直窦的前端接下矢状窦的后端,后端与上矢状窦的后端,在枕内隆凸处汇合形成**窦汇**。在小脑幕的后缘可看到粗大的**横窦**。左、右横窦的后内侧端始于窦汇,前外侧端弯曲向下续接乙状窦,其下端在颈静脉孔处连于颈内静脉。

在显示海绵窦的标本上观察,**海绵窦**位于蝶鞍的两侧,左、右各一。在此标本上,海绵窦外侧壁的硬脑膜已翻起或除去,显示出海绵窦腔及通过海绵窦的结构。

2. **脑蛛网膜和软脑膜**:在脑膜比较完整的整脑标本上观察。脑蛛网膜是无色透明薄膜,在脑回的表面,脑蛛网膜与深面的软脑膜贴近,不易分开,在各脑沟处,脑蛛网膜跨越脑沟。而软脑膜沿脑皮质表面伸入脑沟内。在小脑和延髓之间清楚地看到**小脑延髓池**,这些蛛网膜下腔扩大的部位,统称为**蛛网膜下池**。

在大脑半球上缘处,可看到脑蛛网膜形成很多大小不等的颗粒状突起,称为**蛛网膜粒**。蛛网膜粒突入上矢状窦。标本上看到的蛛网膜粒是取脑时从上矢状窦中线切开显露的。

(二)脑的血管

脑内的动脉见图 1-21-8 至图 1-21-10。

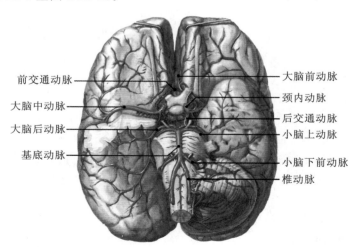

图 1-21-8　脑底面动脉

1. **颈内动脉**:在脑的动脉模型上观察。找到视交叉,位于视交叉两侧的粗大血管就是左、右颈内动脉。颈内动脉向前发出的一个分支称为**大脑前动脉**,向后发出的一个分支称为后交通动脉。其主干行向

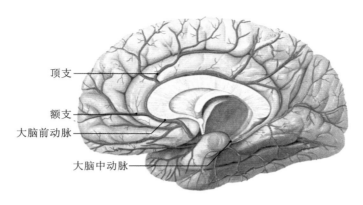

图 1-21-9 大脑半球内侧面动脉

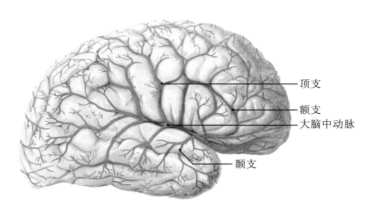

图 1-21-10 大脑半球外侧面动脉

外侧,则称为**大脑中动脉**(在有些模型上,后交通动脉做得太大了,而大脑中动脉则做得太小了些)。左、右大脑前动脉在进入大脑纵裂以前,借短而粗大的吻合支相连,此吻合支称为**前交通动脉**(图 1-21-8)。

2. **椎动脉**:继续在脑的动脉模型上观察,位于延髓前方一对较大的动脉是椎动脉,两侧椎动脉在延髓脑桥沟附近汇合为一支基底动脉,基底动脉沿基底沟上行至脑桥中脑交界处分为一对较大的动脉,称为**大脑后动脉**,绕脑干向后走行。

任务二 临床拓展

病例1:患者,女,32岁,4 h前跌伤后昏迷5 min,清醒后步行回家。1 h前因剧烈头痛,呕吐3次送来急诊。查体:昏迷,脉搏64次/分,血压180/90 mmHg,呼吸18次/分,左瞳孔3 mm,右瞳孔2 mm,右上、下肢肌力Ⅲ级。

讨论:试分析该患者病变部位,应立即采取何种检查?

病例2:患者,男,73岁,高血压病史20年,于活动中突然出现右侧肢体无力倒地,伴讲话不清和呕吐,2 h后来急诊。查体:血压220/120 mmHg,心律齐,不能讲话,右侧肢体完全瘫痪。

讨论:试分析该患者病情。

(魏含辉 黄拥军)

周围神经系统

【项目概要】

周围神经是中枢神经系统的组成部分。通过本次实验教学,使学生确认周围神经系统的构成、分支分布,并能联系实际理解神经系统的功能。

【实验要求】

1. 掌握颈丛、臂丛、腰丛和骶丛的组成、位置,以及各丛的重要分支和分布。
2. 掌握胸神经前支的行程和分布。
3. 了解各内脏神经丛的位置、分布。
4. 熟悉各脑神经的位置、分支和分布。

【实验材料】

1. 头颈、上肢神经标本。
2. 胸神经标本。
3. 腹下壁及下肢神经标本。
4. 内脏神经丛标本。
5. 脑神经标本。
6. 颅骨标本。
7. 脊髓和脊神经根模型。

【实验任务】

任务一 标 本 观 察

一、脊神经

注意事项:观察神经的走行时,要将神经和邻近的结构放还原位才好观察,同时注意勿损坏伴行的血管。

在脊髓和脊神经根模型上观察。在模型的上部,显示脊髓和脊髓的被膜,它们均位于椎管内,脊髓的两侧共连有 31 对脊神经,每条脊神经都借两个根连于脊髓,它们是脊神经的**前根**和**后根**,两根在椎间孔处会合成**脊神经干**,两根会合前后根膨大,称为**脊神经节**(图 1-22-1)。脊神经干出椎间孔后,立即分为**前支**和**后支**,后支较小,走向后方,分布于脊柱附近的肌肉和皮肤。脊神经的前支较大,走向前外侧。观察椎体的两侧各有一条纵行的结构,称为**交感干**。它不属于脊神经,交感干上局部膨大部分称为**交感干神经节**,脊神经前支和交感干神经节之间有两条短神经相连,称为**交通支**。

(一)颈丛

在头颈上肢神经血管标本上,将胸锁乳突肌翻开,可见有些神经相互交织,这就是**颈丛**。在颈部浅层

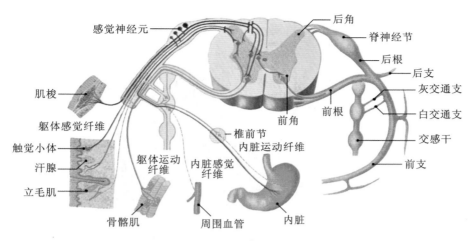

图 1-22-1 脊神经组成

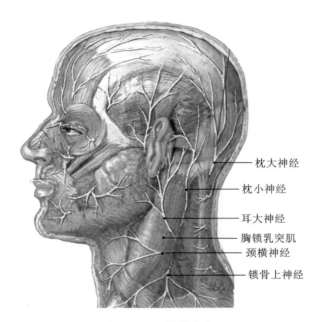

图 1-22-2 颈丛皮支

神经和血管模型上观察。在胸锁乳突肌后缘中点附近有几条神经,其中最上方的是**枕小神经**;沿胸锁乳突肌表面走行向前上的是**耳大神经**;横过胸锁乳突肌浅面的是**颈横神经**;还有几条走行向下达锁骨上方,统称为**锁骨上神经**。这些神经统称为颈丛皮支(图 1-22-2)。

在显示膈神经的标本上观察,在心包的两侧均可见一条神经,向下追索,可见它连至膈肌,这就是**膈神经**。

(二)臂丛

在头颈上肢血管神经标本上观察,找到前斜角肌和中斜角肌,在此二肌之间的粗大神经就是臂丛,臂丛从此处一直延伸到腋窝,包绕在腋动脉周围(图 1-22-3)。

1. **正中神经**:在肘窝找到粗大的尺神经,沿着它向上,可见正中神经在肱二头肌内侧伴肱动脉,向下可见正中神经在前臂前群肌之间下行,经腕横韧带深面进入手掌。

2. **肌皮神经**:在臂部前面找到一条神经穿肱二头肌下行,于肘关节外侧稍上方浅出,分布于前臂外侧份的皮肤,这就是肌皮神经。

3. **尺神经**:在尺神经沟处找到尺神经,向上追索,可见它行于肱动脉的内侧,继而行向后下,通过尺神经沟向下到达前臂内侧,沿前臂前群肌之间下行,分为两支分别走行向手背和手掌。

4. **腋神经**:在腋动脉后方找到臂丛的后束,它的下端分成两支,内侧较大的一支是桡神经,外侧较小

人体形态实验技术

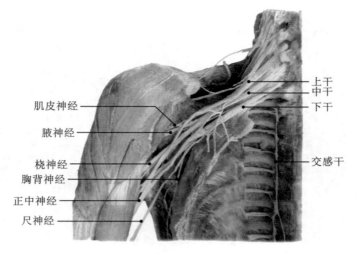

图 1-22-3　臂丛分支

的一支就是腋神经,它走行向后绕肱骨上端至三角肌深面。

5. **桡神经**:在后束找到其分出的粗大的桡神经,经肱三头肌进入桡神经沟下行于臂外侧(请在骨架上再次复习此沟位置),在肘关节下方分为深浅两支,深支绕到前臂背面,分支至前臂后肌群,浅支至前臂背面分布于手背外侧半。

(三)胸神经前支

在胸后壁标本上,从胸壁内面找到已解剖的肋间隙,观察肋间神经。第1~11 对胸神经前支各自位于相应的肋间隙内,称为**肋间神经**。第12 对胸神经的前支行于第12 肋的下方称为**肋下神经**。

(四)腰丛

在盆腔下肢血管神经标本上观察,认清腰大肌,摸到第12 肋,沿第12 肋下缘走的神经就是肋下神经。

1. **髂腹下神经和髂腹股沟神经**:在肋下神经下方,可见两条神经从腰大肌外侧缘斜向外下。上方一条是髂腹下神经,下方一条是髂腹股沟神经。

2. **生殖股神经**:在第3 或第4 腰椎高度,近腰大肌内侧缘,穿出腰大肌,沿该肌前面下行分成两支,分布于会阴部和股三角。

3. **股神经**:在腰大肌和髂肌之间可找到一条粗大的神经,就是股神经,它是腰丛最大的分支(图1-22-4)。它下行经腹股沟韧带深面、股动脉外侧至股部,立即分成很多分支,其中肌支支配大腿前群肌,皮支分布于股前部及内侧部下份的皮肤。

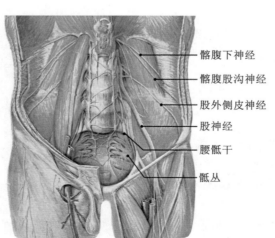

图 1-22-4　腰丛、骶丛及分支

(五)骶丛

在盆腔下肢血管神经标本上观察,从盆面找到梨状肌,位于该肌前面几条粗大的神经就是**骶丛**(图1-22-4)。找到骶骨岬和第1 骶前孔。从第1 骶前孔穿出的是**第1 骶神经前支**,在该神经的外上方可找到一粗大神经,就是**腰骶干**。将标本翻转,观察骶丛的分支。

1. **臀上神经**:翻开臀大肌,认清梨状肌和臀中肌,再将臀中肌翻起,可看到其深面有神经、血管,这是臀上神经和臀上血管。注意观察臀上神经和血管的走向。

2. **臀下神经和股后皮神经**:从梨状肌下孔穿出的神经有几条,其中最大的一条是坐骨神经。另外有几条较小的神经,其中较长、达股后部的是股后皮神经,较短的是臀下神经。

3. **坐骨神经**:坐骨神经是人体最大的神经。它从梨状

图注左侧标签:髂腹下神经、髂腹股沟神经、股外侧皮神经、股神经、腰骶干、骶丛

臂丛图标签:肌皮神经、腋神经、桡神经、胸背神经、正中神经、尺神经、上干、中干、下干、交感干

肌下孔穿出(注意,也有部分人从梨状肌上孔穿出),在臀大肌深面下行,经坐骨结节和股骨大转子之间下行至股后部,发出分支支配大腿后肌群。主干继续下行至腘窝上角分成两个端支,内侧的称为**胫神经**,外侧的称为**腓总神经**。坐骨神经分出胫神经和腓总神经的位置,个体差异很大,有一部分人,胫神经和腓总神经分别单独由骶丛发出,这样,就没有坐骨神经主干。

(1)**胫神经**:沿腘窝正中线下行,在小腿,与胫后血管一起走行在小腿三头肌深面,经内踝后方至足底内侧缘分为足底内侧神经和足底外侧神经。

(2)**腓总神经**:沿腘窝的上外侧界走,绕腓骨颈的外侧面,穿小腿外侧肌群至小腿前面,立即分为浅、深两支。浅支称为腓浅神经,走在小腿外侧肌群之间,在小腿外侧面中 1/3 和下 1/3 交界处走在皮下;深支称为腓深神经,伴随胫前血管下行于小腿前群肌之间,经踝关节前方下行至足背。

二、脑神经

(一)嗅神经

在脑神经(图 1-22-5)模型上观察,鼻中隔上部可见形似草根的细条状隆起,那就是隔着骨膜所看到的**嗅神经**。

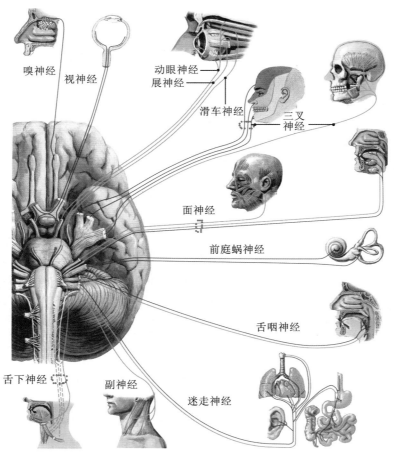

图 1-22-5 脑神经模式图

(二)视神经

在眼眶解剖标本上观察,将已切断的提上睑肌和上直肌的前半翻向前,可看到粗大的视神经。它的前端连于眼球,后端经视神经管入颅。

(三)动眼神经

在脑神经模型上观察。在上直肌下面的后端,可见进入该肌的神经,这是动眼神经的分支,此支分布于上直肌和提上睑肌。把外直肌翻开,可以看到沿下直肌上面向前走行的一条神经,它是动眼神经分布到下斜肌的分支。动眼神经分布到下直肌和内直肌的分支不易观察。

（四）滑车神经和展神经

找到上斜肌,在该肌上面稍偏后部,可见一条较细的神经进入该肌,它就是滑车神经。把外直肌的后半翻向后,在该肌内侧面后端可见有神经进入,这就是展神经。

（五）三叉神经

在三叉神经模型和标本上观察,在颞骨岩部尖端找到一个粗大的神经节,这是**三叉神经节**。此节的内后上方相连的是三叉神经主干,前方三叉神经分成三大支,由前上内侧至后外侧依次为眼神经、上颌神经和下颌神经。下面请对照颅骨标本在三叉神经模型上观察。

1. **眼神经**：在眼眶标本和模型上观察,在滑车神经下外侧的是眼神经。眼神经在眶上裂附近分为三支,经眶上裂入眶。

2. **上颌神经**：自分出后,经海绵窦下部行向前,穿过圆孔,其主干经眶下裂入眶,改名为**眶下神经**,从眶下孔穿出后到达面部。

3. **下颌神经**：三叉神经三大分支中最大的一支。它自分出后,向下穿过卵圆孔达颞下窝。下颌神经向下分成两条较大的终支,前方一条较小是**舌神经**,后方一条较大是**下牙槽神经**。下牙槽神经经下颌孔入下颌管,在管内分布于下颌牙和牙龈,其终支出颏孔,称为**颏神经**。

（六）面神经

面神经从脑发出后,经内耳门入内耳道,穿内耳道底进入面神经管,出茎乳孔后,弯向前穿过腮腺到达面部。

在颜面浅层肌肉-血管-神经模型上观察,面神经出茎乳孔后的分支。位于耳垂前方呈放射状排列的神经是面神经分支。面神经最上方的分支称为**颞支**,第2支称为**颧支**,第3、4支是**颊支**,最下方一支分为两支,一支沿下颌骨下缘前行,称为**下颌缘支**,另一支下行至颈部,称为**颈支**。

（七）前庭蜗神经

在耳模型上观察,连于耳蜗底和前庭的粗大神经就是前庭蜗神经,它经内耳道、内耳门入颅腔。

（八）末四对脑神经

在面深部解剖模型上观察。先认清颈内动脉和颈外动脉。斜跨颈内动脉上段浅面的神经是**舌咽神经**,在颈内动脉后方有三条神经,其中两条位置偏前紧靠颈内动脉后方下行,偏前的一条是**迷走神经**,偏后的一条是**交感干**。三条神经中最靠后的一条是**副神经**,它行向后下,至胸锁乳突肌深面。从颈外动脉下段浅面跨过的神经是**舌下神经**,它从后上斜向前下,然后呈弓形向前至舌。

在颈深部结构标本上观察。对照模型在标本上很容易找到**副神经**和**舌下神经**。在颈内动脉和颈内静脉之间偏后方,有一条粗大的神经,就是**迷走神经**。注意不要把迷走神经和交感干认错,交感干的位置偏后,它的下段较细,上段形成明显膨大的颈上神经节。

迷走神经上段较膨大呈狭长梭形,是下神经节,在该节的下端处,迷走神经向前下发出一个分支,称为**喉上神经**,进入喉。

在整尸标本上观察迷走神经的行径和分支:迷走神经在颈部上段走在颈内动脉和颈内静脉的后方,在颈部下段走在颈总动脉和颈内静脉的后方。

左迷走神经经左颈总动脉和左锁骨下动脉之间进入胸腔,跨主动脉弓左前方、经肺根后方下行,然后分成若干细支行走至食管前面,组成**食管丛**。在食管胸段下端的前面、食管丛延续为**迷走前干**,与食管一起穿过膈的食管裂孔至胃的前面。

右迷走神经跨右锁骨下动脉前面,下行入胸腔,然后沿气管右侧下降,经右肺根后方至食管后面,分散形成食管丛,在食管胸段下端的后面,食管丛延续为**迷走后干**,穿过食管裂孔至胃的后面。

迷走神经的主要分支:喉上神经前面已经观察过,接着观察迷走神经的另一个分支——**喉返神经**。左喉返神经由左迷走神经在跨过主动脉弓下缘处发出,绕主动脉弓下面而至其后面,再反向上行。右喉返神经由右迷走神经在跨越右锁骨下动脉处发出,绕该动脉下面至其后方反向上行。左、右喉返神经分别沿气管和食管之间的两侧沟内上行,至喉的下缘,改名**喉下神经**,分布于声门裂以下的喉腔。

三、内脏神经

(一)交感部的结构

在内脏神经系周围部模型上观察。在脊柱胸段的右侧找到右交感干,它呈链状,局部膨大的结构是**交感干神经节**,连接节与节之间的神经是**节间支**。位于胸部的交感干神经节称为**胸神经节**,每个胸神经节与相应的肋间神经之间连有两条神经,称为**交通支**。其中:位置偏上内侧的是**灰交通支**;偏下外侧的是**白交通支**(注意:灰交通支和白交通支各有多少对?它们各由什么纤维组成)。

在模型上,右锁骨下动脉已切除一小段,此段的后方可见一个很大的神经节,称为**颈胸神经节**。在颈胸神经节上方是较小的**颈中神经节**,它位于第6颈椎前方,循颈中神经节向上追索,可找到很大呈梭形的**颈上神经节**。

在右腰大肌上段的内前方,找到位于脊柱腰段两侧的交感干,它与胸部的交感干是直接延续的。由于模型上有膈肌以及右肾动脉等结构覆盖,所以,它们的连续情况未能显示。在右髂窝内动脉起始段的内侧有一个神经节,是交感干的**第5腰神经节**。由此向下追索,在骶骨前面还可见到两个交感干神经节,它们是**第1、2骶神经节**。

交感干大部分位于脊柱两侧(图1-22-6),左、右各一,上起颅底,下达尾骨前面,由交感干神经节和节间支组成。在模型上,再找到颈胸神经节(右侧的),在此节以下还有一个胸神经节,这是第2胸神经节,从第6、7、8、9胸神经节各发出一个分支走向下前内侧,合成一条神经,称为**内脏大神经**,此神经穿膈肌下行,终止于一个很大的神经节。此节是腹腔神经节。它位于腹腔干两侧。从第10、11胸神经节各发出一分支合成**内脏小神经**(内脏大、小神经是交感神经的节前纤维还是节后纤维),它穿膈肌下行,终止于腹主动脉和肾动脉夹角处的主动脉肾神经节。在肠系膜上、下动脉根部附近还可观察到肠系膜上、下神经节。

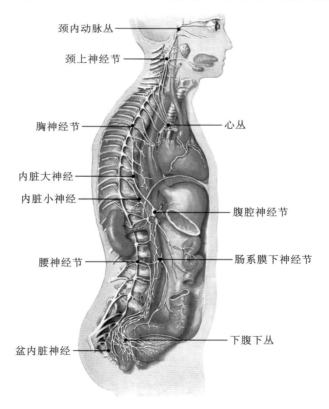

图1-22-6 交感干

(二)副交感部的结构

在脑神经标本上观察。在眼眶中外直肌后段的内侧找到睫状神经节,动眼神经的副交感节前纤维终止于此节。

在有底座的大颞骨模型上观察,在乳突剖面处找到面神经,它向前发出一个分支,经颈内动脉深面前行,称为岩大神经,连于翼腭神经节。在茎乳孔上方找到发自面神经的鼓索,它最后加入舌神经。在下颌骨体断面处找到连于舌神经下方的下颌下神经节。

继续观察内脏神经模型,在盆腔内找到第 2、3、4 骶神经前支,它们各向前发出一个细小分支,称为**盆内脏神经**。盆内脏神经向前行在直肠两侧与交感神经一起组成**盆丛**。

(三)内脏神经丛

继续在内脏神经模型上观察,在腹主动脉上段的前方,围绕在腹腔干和肠系膜上动脉根部的神经丛称为**腹腔丛**,此丛是最大的内脏神经丛,它伴随动脉分支形成许多副丛,其名称基本上与动脉同名。腹腔丛沿腹主动脉表面向下延续的部分称为**腹主动脉丛**。位于左、右髂总动脉之间、第 5 腰椎前方的是**上腹下丛**,位于直肠两侧的盆丛又称为**下腹下丛**。

任务二　　活体确认与实践

请大家以两人为一组,对照标本,互相在对方身体上查找主要神经的走行。

一、颈丛浅支

在颈部找到胸锁乳突肌,找到胸锁乳突肌后缘中点偏后部位,该处即是颈丛浅支的穿出点,为颈部皮肤浸润麻醉的阻滞点。

二、臂丛

臂丛在锁骨中点后方比较集中,位置表浅,相互找到锁骨中点后方的部位进行触摸,该处是臂丛阻滞麻醉的部位。

三、坐骨神经

坐骨神经是全身最粗的神经。在坐骨上找到坐骨结节,在股骨上找到股骨大转子,取坐骨结节和股骨大转子连线的中点,再取股骨内外侧髁连线的中点,将两中点作连线,连线的上 2/3 即为坐骨神经的大致走行。

任务三　　临床拓展

病例:患者,男,22 岁,3 周前患者在打篮球中不慎摔倒,右肘部着地,右肱骨中部骨折入院,入院后行切开复位固定,现出现右手手腕无力,右手不能伸直。

讨论:试分析该患者的病变部位?

（黄拥军　魏含辉）

项目 23

神经传导通路

【项目概要】

通过本次实验教学,使学生进一步熟悉神经的传导通路,了解感觉及运动传导通路的主要组成和传导方式,并能联系人体进行分析和运用。

【实验要求】

1. 了解浅感觉传导通路。
2. 了解深感觉传导通路。
3. 熟悉视觉传导通路。
4. 了解运动传导通路。

【实验材料】

1. 浅感觉传导通路模型。
2. 深感觉传导通路模型。
3. 视觉传导通路模型。
4. 运动传导通路模型。

【实验任务】

任务一 标本观察

一、感觉传导通路

（一）躯干和四肢本体感觉和精细触觉传导通路

观察深感觉传导路模型。此模型有9个水平切面,表示脑和脊髓不同平面的断面,自下而上依次是:第1、2片为脊髓胸段切面;第3片为脊髓颈段切面;第4片为经内侧丘系交叉的延髓下部切面;第5片为经橄榄中部的延髓上部切面;第6片为经面神经丘的脑桥切面;第7片为脑桥上部切面;第8片为平上丘的中脑切面;第9片为内侧丘系上行终止于背侧丘脑腹后外侧核;最上方是大脑的冠状切面。此模型上,蓝色塑料线表示躯干四肢本体感觉冲动传向大脑皮质的通路;小金属球表示神经元胞体。

观察第1、2、3片,此通路的第1级神经元胞体位于脊神经节内。其纤维（蓝色）周围突分布至肌、腱、关节等处的本体感受器;中枢突经后根进入脊髓后索转向上行。来自第1片的纤维走在后索的内侧,参与组成薄束;来自第2片的纤维走在后索的外侧,参与组成楔束;来自第3片的纤维走在更外侧。这说明,在后索中,来自上位脊神经的本体感觉纤维走在下位脊神经同类纤维的外侧。第4片:薄束和楔束分别终止于薄束核和楔束核。由此二核发出的二级纤维绕中央灰质向前走,在中央灰质前方的中线上,双侧的纤维交叉形成**内侧丘系交叉**。交叉后的纤维转向上行,组成**内侧丘系**。第5、6、7片:内侧丘系在中线两旁上行。第8片:内侧丘系在红核的背外侧上行。第9、10片:内侧丘系上行终止于背侧丘脑腹后外侧核。由此核发出的三级纤维经内囊后脚上行,投射到大脑皮质中央后回的中上部和中央旁小叶后部以及中央前回。

（二）浅感觉传导通路

观察浅部感觉传导路模型。此模型有 8 个水平切面,自下而上依次是:第 1、2 片为脊髓胸段切面;第 3 片为脊髓颈段切面;第 4 片为经内侧丘系交叉的延髓切面;第 5 片为经橄榄中部的延髓切面;第 6 片为经三叉神经的脑桥中部切面;第 7 片为上丘的中脑切面;第 8 片为大脑水平切面,最上方是大脑的冠状切面。此模型上,蓝色塑料线表示触觉传导纤维;绿色塑料线表示痛觉、温度觉传导纤维;小金属球表示神经元胞体。

1. 躯干四肢痛觉、温度觉和粗触觉传导通路:观察第 1、2、3 片,此通路的第 1 级神经元胞体位于脊神经节内。其纤维(蓝色和绿色):周围突分布至皮肤内的感受器;中枢突经后根进入脊髓后,在胶状质的背外侧上行 1~2 个脊髓节段,组成背外侧束。然后终止于后角。由后角发出的第二级纤维经白质前连合越边至对侧,转向上行组成**脊髓丘脑前束和侧束**。观察模型的右侧半:脊髓丘脑前束(蓝色与**脊髓丘脑侧束**(绿色)走在不易区分,合称为**脊髓丘系**(第 4 片)。脊髓丘系上行,穿行过第 5、6、7 片,终止于背侧丘脑腹后外侧核。由此核发出第三级纤维,经内囊后脚上行,投射到大脑皮质中央后回的中上部和中央旁小叶后部。

2. 头面部痛觉、温度觉和粗触觉传导通路:此传导通路的第 1 级神经元胞体位于三叉神经节内。其纤维(蓝色):周围突分布到头面部皮肤、口腔及鼻黏膜等处的感受器;中枢突经三叉神经根进入脑桥后,触觉纤维止于三叉神经脑桥核;痛觉和温度觉纤维下行组成**三叉神经脊束**,终止于该束深面的**三叉神经脊束核**(第 4、5 片)。由三叉神经脑桥核和脊束核发出的二级纤维越边到对侧向上行,组成三叉丘系。观察模型的右侧:三叉丘系在延髓(第 4、5 片)位于脊髓丘系的内侧;在脑桥中部(第 6 片),来自三叉神经脊束核和三叉神经脑桥核的两种纤维走在一起,共同组成三叉丘系。再向上的通路和皮质投射区同头面部触觉一致,不再重述。

（三）听觉和视觉传导通路

此模型有 7 个水平切面,自下而上依次是:第 1、2 片为脊髓胸段切面;第 3 片为延髓上端切面,两侧前方连有耳蜗和蜗神经;第 4 片为脑桥下部切面;第 5 片为经下丘的中部切面;第 6 片为经上丘的中部切面,其前方连有眼球、视神经、视交叉和视束;第 7 片为大脑的水平切面;最上方是大脑的冠状切面。

1. 视觉传导通路:观察第 6 片,发自视网膜颞侧半(外侧半)的纤维(黄色)经视神经到视交叉,在视交叉处不越边,加入同侧视束;发自视网膜鼻侧半(内侧半)的纤维(蓝色)在视交叉处越边,加入对侧视束。视束绕大脑脚下向后走,终止于外侧膝状体。由此发出的纤维组成**视辐射**,经内囊后脚投射到枕叶距状沟两侧的皮质(第 7 片左半)。

2. 瞳孔对光反射通路:观察第 6 片,视束中除一部分纤维终止于外侧膝状体外,还有一部分纤维继续向后,终止于**顶盖前区**(模型上用上丘的位置代替顶盖前区)。由一侧顶盖前区发纤维(红色)终止于双侧动眼神经副核。由此核发出内脏运动纤维。即副交感节前纤维(黄色)加入动眼神经,最后终止于睫状神经节(在左视神经外侧显示了此节)。由此神经节发出节后纤维至瞳孔括约肌。从视网膜接受光线,一直到引起瞳孔括约肌收缩,神经冲动所经过的路线就是瞳孔对光反射通路。

3. 听觉传导通路:模型上的听觉传导纤维为绿色。观察第 3 片左半:此通路的第 1 神经元胞体位于蜗轴中的蜗神经节内。其中枢突组成蜗神经,入脑后终止于蜗神经前核和蜗神经后核。由此二核发出的二级纤维:一部分越边至对侧,组成斜方体(第 4 片),然后转向上行,形成**外侧丘系**;另一部分不越边,参与同侧外侧丘系的组成。外侧丘系大部分纤维止于下丘,少部分纤维与下丘发出的纤维一起,经下丘臂到达并终止于内侧膝状体(第 6 片)。由内侧膝状体发出的纤维组成**听辐射**,经内囊后脚投射到大脑皮质的颞横回。

二、运动传导通路

锥体束

在运动传导通路模型上观察。此模型最上方是大脑冠状切面,从上向下依次是:第 1 片为大脑水平切面;第2片为平上丘的中脑切面;第3片为平下丘的中脑切面;第4片为平三叉神经运动核的脑桥上部切面;第5片为平面神经丘的脑桥下部切面;第6片为延髓上部切面;第7片为平锥体交叉的延髓下部切面;第8片为脊髓颈段切面;第9、10片为脊髓胸段切面。模型的左半显示皮质脊髓束;右半显示皮质核束。

1. **皮质脊髓束**:观察模型左半。皮质脊髓束起自大脑皮质中央前回的中上部和中央旁小叶的前部(大脑冠状切面),下行经内囊后脚(第1片)、大脑脚中部(第2、3片)、脑桥基底部(第4、5片),延髓锥体(第6片),到延髓下端(第7片),在第7片皮质脊髓束的大部分纤维越过中线到对侧下行,构成对侧的**皮质脊髓外侧束**;小部分纤维不越过中线;继续在同侧的前索下行,构成同侧的**皮质脊髓前束**。

观察第8、9、10片,皮质脊髓侧束和皮质脊髓前束在下行中不断地分出纤维终止于前角。皮质脊髓侧束的纤维终止在它同侧的前角,而皮质脊髓前束纤维则经白质前连合越过中线,终止于对侧的前角。在这条传导路中,皮质脊髓束连同发出它的神经元胞体称为上运动神经元;前角细胞及其发出的躯体运动纤维称为下运动神经元。

2. **皮质核束**:观察模型右半。皮质核束发自大脑皮质中央前回的下部(大脑冠状切面),下行经内囊膝(第1片),大脑脚中部(第2、3片),脑桥基底部(第4、5片)下行。沿途(第2~7片)不断地分出纤维终止于各脑神经运动核。

现观察右侧皮质核束的终止情况:第2片,止于双侧运动眼神经核;第3片,止于双侧滑车神经核;第4片,止于双侧三叉神经运动核;第5片,此切面上有展神经核和面神经核,展神经核位于后内侧,右侧皮质核束纤维止于双侧展神经核;位于展神经核前外侧的红色柱结构代表面神经核。切面上方的一半表示面神经核的上半部(发出纤维支配上部面肌),切面下方的一半表示面神经核的下半部(发出纤维支配下部面肌)。右侧皮质核束的纤维止于双侧面神经核上部,同时止于对侧面神经核下部。第6片,此切面也有两对脑神经运动核,后内侧一对是舌下神经核,前外侧的一对是疑核。一侧的皮质核束纤维到双侧的疑核,但只到对侧的舌下神经核。综上所述,一侧皮质核束终止于双侧的动眼神经核、滑车神经核、三叉神经运动核、展神经核、面神经核上部、疑核。一侧皮质核束只终止于对侧的面神经核下部和舌下神经核。

任务二　临　床　拓　展

病例1:患者,女,35岁,1年来双眼视力进行性减退,现出现双眼颞侧半视野基本消失,鼻侧半视野尚可,行头部CT扫描可见下丘脑附近有占位性病变,余无明显异常。

讨论:试分析该患者可能因什么原因出现视力障碍? 损伤的部位如何?

病例2:患者,男,70岁,因观看足球比赛突然晕倒而入院治疗。查体发现左侧上下肢瘫痪,腱反射亢进,左侧眼裂以下面瘫,伸舌时舌尖偏向左侧。左半身深、浅感觉消失。双眼左侧半视野缺失,瞳孔对光反射存在。

讨论:该患者病变部位可能在何处?

(魏含辉　黄拥军)

细胞和上皮组织

【项目概要】

通过实验,在数码显微互动系统和光镜上观察细胞的结构及各种上皮组织的结构及功能,了解所学内容与病理学的联系。

【实验要求】

1. 了解各类上皮分布的原则及机能意义。
2. 掌握上皮组织的共同特征;掌握各类上皮的结构特点。
3. 了解上皮组织的游离面与基底面的特点,实际标本中上皮细胞界限不明显。

【实验器材】

1. 数码显微互动系统。
2. 细胞、单层柱状上皮、假复层纤毛柱状上皮、复层扁平上皮切片。
3. 上皮组织模型。

【实验任务】

任务一　切片观察

（一）细胞

1. 取材:脊神经节(H-E 染色)。
2. 肉眼观察:为一椭圆形或",",状结构。
3. 低倍镜观察:脊神经节主要由假单极神经元及其部分胞突(纤维)构成,脊神经节的外面包裹着一层染色浅的结缔组织被膜。节内有粗细不等的神经纤维。平行排列,集合成束,把神经细胞分隔成群,选择清晰部位转高倍镜观察。
4. 高倍镜观察:假单神经元的胞体多呈圆形(这是因为其只有一个突起,很难能切到),且大小不等。胞质内可见分散的粒状的嗜碱性物质即尼氏小体,核圆形,染色浅,核仁明显。每一个细胞都有一些扁平的小细胞包围着,这些小细胞为神经胶质细胞(又称卫星细胞)。

（二）单层柱状上皮

1. 取材:胆囊(H-E 染色)。
2. 肉眼观察:胆囊切片为长条状。
3. 低倍镜观察:其凹凸不平、染成紫蓝色的一面为胆囊的黏膜层,上皮即位于此层。低倍镜下见胆囊壁的一面较光滑,另一面凹凸不平,细心观察凹凸不平的一面。其表面有一层排列紧密的细胞,即为单层柱状上皮(图 1-24-1)。细胞核染成深紫蓝色,镜下见一条弯曲的紫蓝色的细线状的结构,即为排列紧密的细胞核。有些部位可见到多层胞核,似有多层细胞排列成复层的状态,其实这是由于单层上皮被切成斜切面的缘故。在上皮细胞的基底面,有染成粉红色的膜状结构即基膜,找上皮结构较清晰、呈单层的部位,移至视野的中央,换高倍镜观察。

4. 高倍镜观察：上皮细胞呈柱状，一端游离，另一端与深部组织接触，细胞质染成淡红色，细胞间界线不清，细胞核为椭圆形，染成深紫蓝色，靠近上皮细胞基底部（注意：在细胞界线不清的情况下，怎样判断上皮细胞的高度和宽度）。

（三）假复层纤毛柱状上皮

1. 取材：气管（H-E 染色）。

2. 肉眼观察：气管横断面呈圆环形结构，被覆腔面的薄层蓝紫边缘是假复层纤毛柱状上皮。

3. 低倍镜观察：假复层纤毛柱状上皮的表面和基底面很整齐，但细胞核的高度不一致（图 1-24-2）。

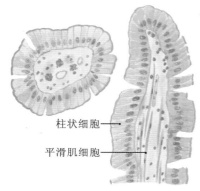

图 1-24-1　单层柱状上皮

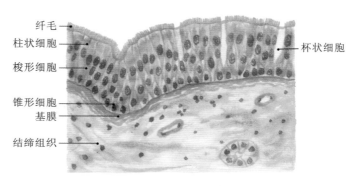

图 1-24-2　假复层纤毛柱状上皮

4. 高倍镜观察：

（1）上皮细胞核的高低不一，反映细胞的高度不一致。

（2）柱状上皮细胞的游离面有纤毛。

（3）细胞基部位于很明显的基膜上，基膜为粉红色线状。

（4）上皮细胞间夹有杯状细胞，此细胞内有分泌颗粒部分染色较淡，细胞核常被挤压在底部。

从理论上讲，假复层纤毛柱状上皮由哪几种细胞构成？镜下为何看不清？

（四）复层扁平（鳞状）上皮

1. 取材：食管（H-E 染色）。

2. 肉眼观察：切片为食管横断面，因食管有数个纵行皱襞而使管腔呈不规则形，近腔面着蓝紫色的即为复层扁平上皮。

3. 低倍镜观察：复层扁平上皮由多层细胞构成，各层细胞的形态不一，与下面结缔组织交界处是基膜，基膜不平整，有许多结缔组织呈不规则的乳头状突起伸入上皮（图1-24-3）。

4. 高倍观察：自基膜开始，由深层向腔面观察各层上皮细胞形态。

（1）基底层：位于基膜上的一、二排细胞，为立方或矮柱状，此层内间或可见细胞的有丝分裂。

（2）中间层：基底层上有数层多边形细胞，细胞较大，核圆形，位于中央。多边形细胞向表面逐渐变扁，切片上细胞呈梭形，胞核也变扁呈椭圆形，染色也深。

（3）表层：位于上皮的最表面，为数层细胞，较棱形细胞更为平扁，似鳞形，核呈扁平或梭形，染色很深。

复层扁平上皮各层之间无明显分界。

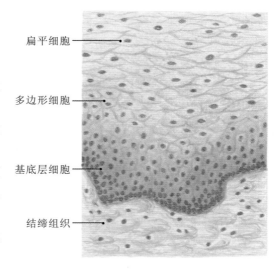

图 1-24-3　复层扁平上皮

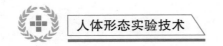

任务二　组织切片图库观察

在数码显微互动系统图片库观察下列组织片。

1. 单层扁平上皮（内皮、间皮）。
2. 单层立方上皮。
3. 单层柱状上皮。
4. 假复层纤毛柱状上皮。
5. 复层扁平上皮。
6. 变移上皮。
7. 黏液腺。
8. 浆液腺。

任务三　模　型　观　察

观察以下模型，重点注意各种上皮组织**表面观**。

1. 单层扁平上皮。
2. 单层立方上皮。
3. 单层柱状上皮。
4. 假复层纤毛柱状上皮。
5. 复层扁平上皮。
6. 变移上皮。

任务四　病　理　拓　展

（一）组胚病理联系

一个健康人的全身有皮肤包裹，所有的内脏腔性器官腔壁都有黏膜覆盖。健康的皮肤和黏膜形成完整的屏障，作为人体的第一道防线，阻拦病原微生物及异物等入侵体内。

例如，上呼吸道黏膜细胞表面密布纤毛，不停地朝咽喉部摆动，排出痰液和异物。冬春之际气候寒冷干燥，使支气管黏膜受到损伤，因而易患感冒。长期吸烟者易损伤呼吸道黏膜细胞，使纤毛麻痹，所以易患慢性支气管炎等呼吸系统疾病。

被覆上皮细胞平时不断地进行生理性衰亡与再生。损伤后，它也具有较强的再生能力，病理学称之为不稳定型细胞（持续分裂细胞）。

上皮组织中含较多原癌基因，在致瘤因素作用下可转化为癌基因，导致肿瘤的产生。来源于上皮组织的恶性肿瘤称为癌，癌是恶性肿瘤中最多见的类型。如：来源于复层扁平上皮（鳞状上皮）的恶性肿瘤称为鳞状细胞癌；来源于腺上皮的恶性肿瘤称为腺癌。

（二）浏览病理学图库

1. 慢性支气管炎。
2. 鳞状细胞癌。

（夏　波　叶茂盛）

项目 ㉕ 结 缔 组 织

【项目概要】

通过实验,在数码显微互动系统和光镜上观察结缔组织结构的共性、各种结缔组织的结构特点及功能,了解所学内容与病理学的联系。

【实验要求】

1. 了解结缔组织分类的根据。
2. 掌握各类结缔组织的结构特点,从而了解它们的机能。

【实验器材】

1. 数码显微互动系统。
2. 疏松结缔组织平铺片、疏松结缔组织切片、透明软骨切片。
3. 长骨骨干结构模型。

【实验任务】

任务一 切 片 观 察

(一)疏松结缔组织平铺片

1. 取材:肠系膜(Weight 染色)。

2. 肉眼观察:一块紫红色的组织。

3. 低倍镜观察:纤维成分分散交错排列,互相交织成网,在网孔中散布着许多细胞。选择铺片较薄、纤维和细胞较清晰的部位,转高倍镜观察。

4. 高倍镜观察:分辨两种纤维和两种细胞。

(1)胶原纤维:染成粉红色,较为粗大,有分支,其内包含胶原纤维,但不易分辨。

(2)弹性纤维:染成紫蓝色,较细,如头发丝状,也有分支。

(3)肥大细胞:圆形或卵圆形,胞质中充满粗大紫色颗粒,颗粒大小不等,分布均匀(颗粒含哪些成分?释放后起什么作用?)。细胞核染色不明显,核区显粉红色。

(4)巨噬细胞:不规则形,也有圆形或卵圆形者。胞质内含有大小不等、分布不均的蓝色台盼蓝颗粒(是细胞内原有的颗粒吗?),核区呈粉红色。

(二)疏松结缔组织切片

1. 取材:胃底(H-E 染色)。

2. 低倍镜观察:在大片的红的肌层与黏膜之间找到较疏松的粉红色的区域,此层即为疏松结缔组织(图 1-25-1)。大部分为粉红色条块。断面有横、斜、纵各方向(这说明什么?),这就是胶原纤维,在胶原纤维之间夹有弹性纤维,二者不易区分。在纤维之间有分散分布的细胞核。

3. 高倍镜观察:纤维排列松散,方向不一。细胞核大部分为梭形或椭圆形,染色深,其周围的细胞质

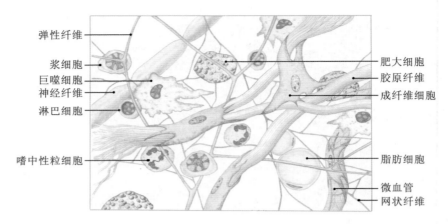

图 1-25-1　疏松结缔组织

不易辨认,这是纤维细胞的细胞核。

（三）透明软骨

1. 取材:气管(H-E 染色)。

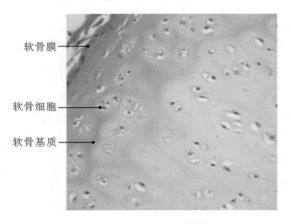

图 1-25-2　透明软骨

2. 肉眼观察:切片上可见一"0"或"c"形的气管切面,将染成深紫蓝色的部分置低镜下观察,即可见到透明软骨(图 1-25-2)。

3. 低倍镜观察:在紫蓝色的透明软骨内可见到许多透亮的软骨陷窝,软骨陷窝周围染成深紫蓝色的一圈,称为软骨囊,有的软骨陷窝内可见到软骨细胞,有的软骨陷窝看不见软骨细胞是人为造成其脱落,软骨组织的周围,被染成粉红色的组织为软骨膜。

4. 高倍镜观察

（1）软骨膜:位于软骨组织的外表面,主要由胶原纤维构成,纤维染成粉红色,纤维之间有棱形或卵圆形的细胞核,染成蓝色。

（2）软骨组织:基质呈淡蓝色或深紫色,看不见纤维,在软骨膜的基质内,有卵圆形的软骨陷窝,其内有一个卵圆形的软骨细胞,越向中央软骨陷窝变得越大,软骨陷窝呈圆形或卵圆形,内有数个软骨细胞,有的软骨陷窝内看不见软骨细胞。

软骨组织的结构特点是细胞被包埋在固体基质内.形成明显的软骨囊,纤维成分分散于基质中。

任务二　组织切片图库观察

在数码显微互动系统图片库观察下列组织片。

1. 疏松结缔组织。

2. 致密结缔组织。

3. 脂肪组织。

4. 网状组织。

5. 透明软骨。

6. 弹性软骨。

7. 纤维软骨。

8. 骨磨片。

9. 血涂片。

任务三 模型观察

观察长骨骨干模型。

任务四 病理拓展

（一）组胚病理联系

1. 当各种疾病或创伤引起机体组织缺损时,疏松结缔组织可分化出肉芽组织,对缺损进行修复。肉芽组织是由新生的成纤维细胞和毛细血管组成幼稚的结缔组织,常伴有炎细胞浸润。

2. 蜂窝织炎是疏松结缔组织发生的弥漫性化脓性炎。

（二）浏览病理学图库

1. 肉芽组织。

2. 急性蜂窝织性阑尾炎。

（夏 波 叶茂盛）

肌　组　织

【项目概要】

通过实验,在数码显微互动系统和光镜上观察各种肌组织的结构特点及功能,使学生了解所学内容与病理学的联系。

【实验要求】

1. 掌握平滑肌、骨骼肌、心肌组织的光镜结构特点,从而了解它们的机能。
2. 了解骨骼肌、心肌的超微结构。

【实验器材】

1. 数码显微互动系统。
2. 平滑肌切片、骨骼肌切片、心肌切片。
3. 心肌结构模型、骨骼肌结构模型。

【实验任务】

任务一　切片观察

（一）平滑肌

1. 取材:小肠(H-E 染色)。
2. 肉眼观察:本片为小肠横切面,呈现"O"形结构。细心观察染色最红的部分,即为平滑肌。
3. 低倍镜观察:在染色最红的部位可见平滑肌的纵切和横切,在两层平滑肌之间,有少量的疏松结缔组织。平滑肌纤维的纵切面呈长梭形,横切面呈点状(图 1-26-1)。

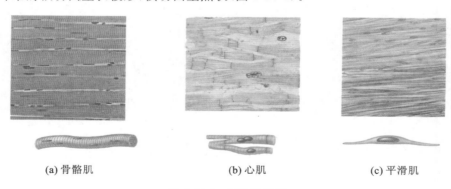

(a) 骨骼肌　　　　　　　(b) 心肌　　　　　　　(c) 平滑肌

图 1-26-1　三种肌组织

4. 高倍镜观察:平滑肌纵切面,肌纤维呈梭形,染成淡红色,细胞核呈椭圆形,染成紫蓝色,位于肌纤维中央。平滑肌横切面,肌纤维呈大小不等的点状,有的肌纤维可见圆形的核,有的肌纤维看不见细胞核(肌纤维排列的特点如何、如何组成肌层)。

（二）骨骼肌

1. 取材：舌（煌焦油蓝或 H-E 染色）。

2. 肉眼观察：一块蓝色（煌焦油蓝染色）或红色（H-E 染色）的组织。

3. 低倍镜观察：标本的一面被覆有复层扁平上皮，其下除结缔组织外，主要是各种不同切面的骨骼肌纤维束，选择最清楚部分转高倍镜观察。

4. 高倍镜观察：肌纤维是细长条形，靠近肌纤维的周边有许多椭圆形或长形之细胞核，肌纤维上有明暗相间之横纹，着色较深者为暗带，肌纤维之间有少量结缔组织，主要是成纤维细胞的核。

（三）心肌

1. 取材：心脏（煌焦油蓝或 H-E 染色）。

2. 肉眼观察：一块蓝色（煌焦油蓝染色）或红色（H-E 染色）的组织。

3. 低倍镜观察：可见许多细长的肌纤维，分支相连成网，网眼之间有结缔组织和血管。

4. 高倍镜观察：选择形态典型的心肌纤维纵切面观察以下各点。

（1）细胞核：在肌纤维的中央，体积较大呈圆形或椭圆形。可见有双核者。

（2）肌浆：核周围肌浆较多。

（3）闰盘：相邻心肌纤维相接触的地方，为染色较深的纵行细线。有的部位闰盘不明显。

任务二　组织切片图库观察

在数码显微互动系统图片库观察下列组织片。

1. 平滑肌。

2. 骨骼肌。

3. 心肌。

任务三　模 型 观 察

1. 心肌结构模型。

2. 骨骼肌结构模型。

任务四　病 理 拓 展

（一）组胚病理联系

进行性肌营养不良症是一组遗传性骨骼肌变性疾病，病理上以骨骼肌纤维变性、坏死为主要特点，临床上以缓慢进行性发展的肌肉萎缩、肌无力为主要表现，部分类型还可累及心脏、骨骼系统。

（二）浏览病理学图库

心肌肥大。

（夏　波　叶茂盛）

神 经 组 织

【项目概要】

通过实验,在数码显微互动系统和光镜上观察神经组织的结构特点及功能,使学生了解所学内容与病理学的联系。

【实验要求】

1. 掌握神经组织包括神经元(神经细胞)及神经胶质结构。

2. 了解神经元的详细结构,其胞体、纤维和末梢在结构和分布上特点,以及神经元与神经元之间的关系,从而明确神经系统反射弧的结构和意义。

【实验器材】

1. 数码显微互动系统。

2. 多极神经元切片。

3. 突触模型、有髓神经纤维模型、无髓神经纤维模型。

【实验任务】

任务一　切片观察

多极神经元

1. 取材:脊髓(H-E 染色)。

2. 肉眼观察:切片呈圆形或扁圆形,其中有一明显蝴蝶形的深染区,为脊髓的灰质。

3. 低倍镜观察:灰质中央有一圆形或椭圆形的管腔,为脊髓中央管。中央管两侧的灰质,其较宽阔一端称为前角,前角内有体积较大,染色较深的多角形细胞,即为多极神经元。

4. 高倍镜观察:多极神经元的细胞体呈不规则形,可见数个突起的根部,但不易区分其为树突或轴突。细胞质淡红色,细心观察,在细胞质内可见紫蓝色颗粒或块状物质为嗜染质。细胞核位于中央、大且圆、着色淡,内有深色的核仁(图 1-27-1)。

任务二　组织切片图库观察

在数码显微互动系统图片库观察下列组织片。

1. 脊神经节。

2. 多极神经元。

3. 有髓神经纤维。

4. 无髓神经纤维。

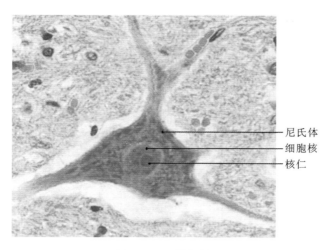

图 1-27-1 神经元

5．突触。

任务三 组织模型观察

1．突触超微结构：观察突触前成分、突触后成分、突触间隙。
2．有髓神经纤维：观察神经膜、轴索、髓鞘、神经纤维节（郎飞氏结）。

任务四 病理拓展

组胚病理联系

重症肌无力是神经与肌肉接头处传递障碍的慢性疾病，乙酰胆碱受体（AChR）抗体是导致其发病的主要自身抗体，主要是产生 Ach 受体抗体与 Ach 受体结合，使神经与肌肉接头传递阻滞，导致眼肌、吞咽肌、呼吸肌及四肢骨骼肌无力，也就是说支配肌肉收缩的神经在多种病因的影响下，不能将"信号指令"正常地传递到肌肉，使肌肉丧失了收缩功能。

（夏　波　李燕琼）

循环系统组织

【项目概要】

通过实验,在数码显微互动系统和光镜上观察循环系统各器官的结构特点及功能,使学生了解所学内容与病理学的联系。

【实验要求】

1. 掌握血管壁的三层结构,并比较中等动、静脉在构造上的区别。
2. 了解区分小动脉与小静脉的结构。

【实验器材】

1. 数码显微互动系统。
2. 中等动脉和中等静脉切片、小动脉和小静脉切片、心脏切片。

【实验任务】

任务一　组织切片观察

（一）中等动脉和中等静脉

1. 取材:中等动、静脉(H-E 染色)(图 1-28-1)。

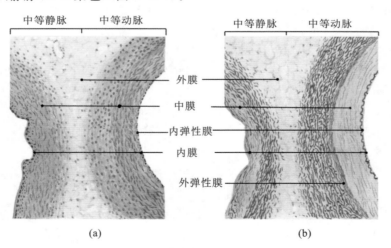

中等静脉　中等动脉　　　　　中等静脉　中等动脉

外膜
中膜
内弹性膜
内膜
外弹性膜

(a)　　　　　　　　　(b)

图 1-28-1　中等动脉、中等静脉微细结构

2. 肉眼观察:切片上有两个较大的血管断面,管壁较厚、管腔较窄而且较小的是中等动脉,管壁较薄、管腔较大而不规则的是中等静脉。

3. 中等动脉高、低倍镜结合观察:管壁分为三层,由腔面向外观察。

（1）内膜:分内皮、内皮下层及内弹性膜。内皮贴在管腔表面,只看见细胞核,多数内皮细胞已脱落,内皮下层很薄,有的切片上看不见,内皮下层外是波浪形、发亮的弹性膜,与中膜分界明显。

(2)中膜:最厚,主要由环行平滑肌构成,肌层间有少量胶原纤维和弹性纤维,胶原纤维不易辨别,弹性纤维呈发亮的波浪形细线。

(3)外膜:在最外层,与中膜交界处有几层不规则、波浪形的外弹性膜,此外为结缔组织及营养性的小血管。

4. 中等静脉高、低倍镜结合观察:管壁亦分三层,由腔面向外观察。

(1)内膜:很薄,肉皮只见其胞核,内皮下层亦很薄,无内弹性膜,故与中膜分界不清。

(2)中膜:较薄,主要由3~5层平滑肌构成,其间有少量结缔组织。

(3)外膜:较中膜厚,由结缔组织组成。

(二)小动脉、小静脉

1. 材料:在任何器官内均可见(H-E染色)。

要求:在器官内找到并及比较小动脉、小静脉的结构。

2. 高、低倍镜结合观察:

(1)小动脉:壁厚,腔小、腔内表面有内皮细胞覆盖着,外由几层平滑肌及少量结缔组织构成。

(2)小静脉:壁薄、腔大,腔内表面亦有内皮细胞覆盖,外有少量结缔组织及平滑肌。

(三)心脏

1. 取材:心脏(H-E染色)。

2. 肉眼观察:一块粉红色组织。

3. 高、低倍镜结合观察(图1-28-2)。

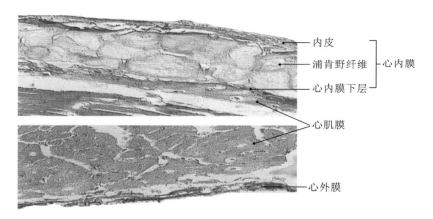

图 1-28-2　心壁微细结构

1)心内膜:

(1)内皮:为单层扁平上皮。

(2)内皮下层:为一薄层结缔组织。

(3)心内膜下层:紧靠心肌层,为结缔组织,其中含浦肯野纤维,直径较一般心肌纤维粗,染色较浅,肌浆丰富。

2)心肌层:此层最厚,可见各种切面的心肌纤维,心肌纤维间有丰富的毛细血管及少量结缔组织。

3)心外膜:由结缔组织及脂肪细胞构成,并有小血管。

任务二　组织切片图库观察

在数码显微互动系统图片库观察下列组织片。

1. 心脏。

2. 大动脉。

3. 中动脉与中静脉。

4. 小动脉与小静脉。

5. 大静脉。

6. 毛细血管。

7. 毛细血管网。

任务三 病 理 拓 展

（一）组胚病理联系

1. 动脉粥样硬化症血浆内脂质（主要是胆固醇和胆固醇酯）浸润和沉积于大、中动脉内膜，形成的粥样硬化斑块，导致心、脑、肾等动脉狭窄甚至闭塞，造成相应的组织器官缺血、贫血性梗死等病变。

2. 风湿病是一种与 A 组乙型溶血链球菌感染有关的变态反应性炎症性疾病。病变主要累及全身结缔组织，常侵犯心脏、关节、血管和皮肤，以心脏病变最为严重。

（二）浏览病理学图库

1. 动脉粥样硬化。

2. 风湿性心肌炎。

（朱景涛 李燕琼）

项目 ㉙ **免疫系统组织**

【项目概要】

利用光学显微镜、数字化教学平台教学,培养学生熟练操作显微镜,观察辨认免疫器官的微细结构特点,了解免疫系统的功能。

【实验要求】

1. 掌握淋巴结的结构特点。
2. 了解淋巴循环途径及淋巴结的功能。
3. 掌握脾的结构特点,理解脾脏的功能。

【实验材料】

1. 数码显微互动系统。
2. 淋巴结切片、脾切片。
3. 淋巴结、脾模型。

【实验任务】

任务一 组织切片观察

(一)淋巴结

1. 取材:淋巴结(H-E染色)(图1-29-1)。

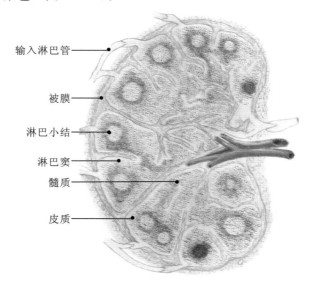

输入淋巴管

被膜

淋巴小结

淋巴窦

髓质

皮质

图 1-29-1 淋巴结的微细结构

2. 肉眼观察:淋巴结为椭圆形的实质性器官,表面为粉红色的被膜,其下为深色的皮质,皮质下为染色较浅的髓质。

3. 高、低倍镜结合观察:

(1)被膜与小梁:由较致密的结缔组织构成,结缔组织伸入淋巴结内构成小梁。

(2)皮质:

①浅层皮质:由密集的淋巴细胞构成的球形结构,有多个,淋巴小结的中央部分为染色较淡的生发中心,淋巴小结是 B 淋巴细胞的所在地。皮质的深面为深皮质区,这里的淋巴细胞呈弥散分布,是 T 淋巴细胞所在的区域。

②胸腺依赖区(副皮质区):分布于淋巴小结之间的弥散淋巴组织,为 T 淋巴细胞所在的区域。

③髓质:在淋巴结的中央部分,可见索状的淋巴组织,其中可见大量的淋巴细胞和少量的浆细胞。

④淋巴窦:在被膜之内,小梁与淋巴小结之间,髓质部的髓索与髓索之间。淋巴窦内细胞较少,可见巨噬细胞,淋巴窦是淋巴液流通的道路。

(二)脾

1. 取材:脾脏(H-E 染色)(图 1-29-2)。

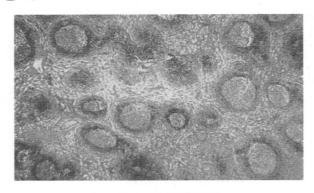

图 1-29-2　脾的微细结构

2. 肉眼观察:标本一侧的表面有染成粉红色的被膜,被膜以下是实质,它的大部分呈红紫色,是红髓;其中散在分布的深紫蓝色圆团状或条索状结构是白髓。

3. 高、低倍镜结合观察:

(1)被膜与小梁:被膜位于脾的外周,由较厚的结缔组织组成,内有少量弹性纤维和平滑肌细胞,被膜之外可见间皮,被膜组织向内伸出小梁,在标本上切成不同方向的切面,小梁内有小梁动脉和小梁静脉。

(2)实质:在小梁之间,为富含血液的淋巴组织。

①白髓:由脾小结和动脉周围淋巴鞘组成。沿着中央动脉密集排列的淋巴组织,为动脉周围淋巴鞘,简称为淋巴鞘,位于淋巴鞘内的一侧的淋巴小结为脾小结,构成与淋巴小结相似,也有生发中心(与淋巴结中的淋巴小结分布有何不同)。

②红髓:位于白髓之间,由脾索和脾窦组成,淋巴组织构成许多索状物,互相吻合,称为脾索,脾索内可见血细胞(为什么?),脾索之间为脾窦,窦内充满红细胞,由于脾索和脾窦内均有红细胞,故整片呈暗红色,因此而得名,所以在镜下大多数情况下脾索和脾窦是分不开的。

任务二　组织图库观察

在电脑桌面上找到图库浏览器图标并双击之,进入医学形态学数字化教学平台,选择组织学模块,进入组织切片图库,见各类组织和各系统组织切片盒,选择免疫系统进入细致观察淋巴结和脾。

任务三　组织模型观察

1. 淋巴结立体模型：显示周围的皮质和中央髓质，皮质内的淋巴小结、副皮质区和皮质淋巴窦，髓质的髓索和髓窦。

2. 脾立体模型：显示红髓和白髓，红髓中的脾索的脾窦，白髓中的淋巴小结和动脉周围淋巴鞘。

任务四　病　理　拓　展

（一）组胚病理联系

获得性免疫缺陷综合征（艾滋病）是由人类免疫缺陷病毒引起的以全身严重免疫缺陷为主要特征的致命性传染病。淋巴样组织病变是艾滋病的主要病理变化之一，主要表现为早期淋巴结肿大。光镜下，淋巴滤泡增生，生发中心活跃，髓质出现较多浆细胞。随着病变性进展，滤泡周围、副皮质区淋巴减少或消失，小血管增生。生发中心分割伴浆细胞浸润。晚期淋巴结一片荒芜，淋巴细胞消失。脾、胸腺、回肠、骨髓中的淋巴组织及淋巴细胞减少甚至空虚，仅见组织支架。

（二）浏览病理学图库

浏览艾滋病晚期淋巴结。

（朱景涛　郑　恒）

内分泌系统组织

【项目概要】

利用光学显微镜、数字化教学平台教学,培养学生熟练操作显微镜,观察辨认内分泌器官的微细结构特点,进一步了解内分泌系统的功能。

【实验要求】

1. 掌握甲状腺滤泡的结构特点及其分泌的激素特点。
2. 掌握腺垂体的结构特点及其分泌的激素特点。

【实验材料】

1. 数码显微互动系统。
2. 甲状腺切片、脑垂体切片。

【实验任务】

任务一 组织切片观察

甲状腺

1. 取材:甲状腺(图 1-30-1)(H-E 染色)。

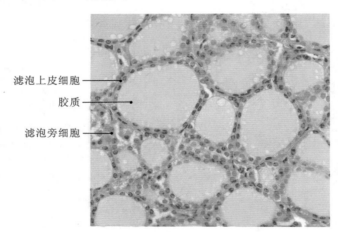

图 1-30-1 甲状腺的微细结构

2. 肉眼观察:大块染成粉红色的为甲状腺;部分可见小块染成紫蓝色的为甲状旁腺。

3. 高、低倍镜结合观察:甲状腺外面有结缔组织被膜覆盖,并伸入腺内分为若干小叶,小叶内有大小不等的滤泡,滤泡壁是由单层立方上皮构成,上皮细胞的形态随腺的生理活动不同,有时呈立方形,也可呈扁平形(为什么),滤泡内的胶体染上红色(这是什么物质),滤泡之间除有结缔组织和血管外,还有成群的滤泡旁细胞。

任务二　组织图库观察

在电脑桌面上找到图库浏览器图标并双击之,进入医学形态学数字化教学平台,选择组织学模块,进入组织切片图库,见到各类组织和各系统组织切片盒,选择内分泌系统进入后细致观察甲状腺和脑垂体。

任务三　病　理　拓　展

（一）组胚病理联系

甲状腺功能亢进症（简称甲亢）是由多种原因引起的甲状腺激素分泌过多所致的一组常见内分泌疾病。其主要临床表现如下:出现多食、消瘦、畏热、多汗、心悸、激动等高代谢症候群,出现神经和血管兴奋、增强,出现不同程度的甲状腺肿大和眼突,有手颤、颈部血管杂音等特征,严重时可出现甲亢危象、昏迷。

（二）浏览病理学图库

浏览甲状腺功能亢进症。

（郑　恒　夏　波）

消化系统组织

【项目概要】

利用光学显微镜、数字化教学平台教学,培养学生熟练操作显微镜、观察辨认消化管和消化腺的微细结构特点,进一步了解消化管系统的功能。

【实验要求】

1. 掌握胃底的四层结构。
2. 掌握空肠的四层结构。
3. 掌握肝小叶和门管区的组成。

【实验材料】

1. 数码显微互动系统。
2. 胃切片、小肠切片、猪肝切片、人肝切片。
3. 胃壁、小肠壁、肝小叶模型。

【实验任务】

任务一　组织切片观察

(一) 胃

1. 取材:胃底(H-E 染色)(图 1-31-1)。

2. 肉眼观察:为一块长条形组织,一面呈高低不平显紫色者是黏膜,黏膜面有 1 至数个大的突起为胃的皱襞。另一面染成粉红色者为胃壁的其他部分。

3. 低倍镜观察:可见黏膜面有多个大的突起,是由胃壁中的黏膜和黏膜下层向胃腔内突起,称皱襞。

(1) 黏膜:表面由单层柱状上皮覆盖,有许多较浅的上皮凹陷即是胃小凹。上皮下为固有膜,其中大部分由胃底腺所占据,结缔组织很少,被挤在腺体之间。固有膜下可见 1~2 层平滑肌,为黏膜肌层。

(2) 黏膜下层:位于黏膜肌层下方,由疏松结缔组织组成,其中常见较大的血管。

(3) 肌层:为平滑肌,较厚,其肌纤维有环、纵和斜排列。

(4) 浆膜:由间皮和间皮下薄层疏松结缔组织构成。

4. 高倍镜观察:进一步仔细观察胃底黏膜的构造,可见其固有膜内有很多胃底腺的断面。选择胃底腺的纵断面观察下列各细胞。

(1) 主细胞(胃酶细胞):数目最多,分布于胃底腺的体和底部,细胞呈柱状或矮柱状,核圆形,位于细胞底部,胞质嗜碱性,染成紫蓝色,有时呈空泡状。

(2) 壁细胞(盐酸细胞):较主细胞少,多分布于胃底腺的颈部或体部,胞体较大,呈卵圆形或锥体形。核圆形,位于细胞的中央,胞质内充满嗜酸性颗粒。

(二) 小肠

1. 取材:小肠(空肠)(H-E 染色)(图 1-31-2)。

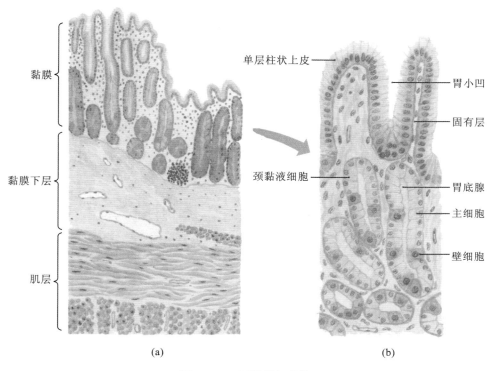

图 1-31-1　胃的微细结构

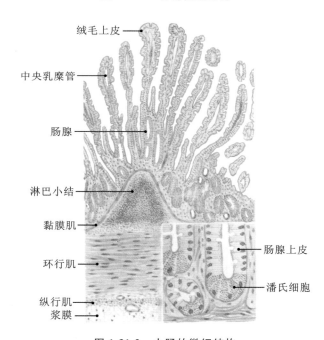

图 1-31-2　小肠的微细结构

2. 肉眼观察：切片为"C"形或条状的粉红色，其中染成蓝紫色的一面为黏膜，可见无数的小突起，这些小突起即为小肠绒毛。

3. 低倍镜观察：低倍镜下分清黏膜、黏膜下层、肌层、浆膜。

4. 高倍镜观察：

（1）黏膜层：由上皮、固有膜和黏膜肌层构成，上皮和固有膜向肠腔突起形成绒毛，固有膜内有大量肠腺。

①绒毛：中轴是结缔组织，表面有单层柱状上皮覆盖，在柱状的吸收细胞之间夹有杯状细胞，绒毛中轴的结缔组织属固有膜的一部分，内有毛细淋巴管，即中央乳糜管，还可见毛细血管、平滑肌纤维伸入绒毛中

109

轴(有何功用)。

②肠腺:肠腺的上皮与绒毛上皮连续,由柱状细胞、杯状细胞及潘氏细胞等组成,有的肠腺可见腺腔。

(2)黏膜下层:由疏松结缔组织构成,内有血管、黏膜下神经丛和淋巴管等。

(3)肌层:在黏膜下层下面,由内环、外纵两层平滑肌构成。两层间有时可见肌间神经丛。

(4)浆膜:在肌层外面,由疏松结缔组织和间皮构成。

(三)肝

1. 取材:猪肝(H-E染色)(图1-31-3)。

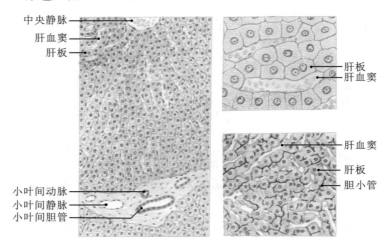

图 1-31-3　肝的微细结构

2. 肉眼观察:可见标本被分为许多小的区域,即为肝小叶。

3. 低倍镜观察:

(1)被膜:由结缔组织构成。

(2)肝小叶:呈多边形或不规则形,肝小叶界限清楚(为什么),中央静脉位于肝小叶中,但并非位于中央,且有的肝小叶中找不到中央静脉(可能与肝小叶的切面有关)。肝细胞及肝血窦均比较清楚。

(3)门管区:有小叶间动脉、小叶间静脉和小叶间胆管。

4. 人肝(H-E染色)。

5. 肉眼观察:在边缘可见一粉红色的细线,即为被膜的切面,标本实质中可见许多小腔,多为中央静脉。

6. 低倍镜观察:

(1)被膜:由致密结缔组织组成。

(2)肝小叶:呈多边形或不规则形。相邻肝小叶之间结缔组织极少,几乎看不出来,因而使得肝小叶之间分界不清。各小叶的切面不全相同。横断肝小叶中部有一条中央含静脉的横切面。肝细胞以此为中轴呈索状(或板状)并向四周呈放射状排列,称为肝细胞索或肝板,肝板之间的腔隙为肝血窦。

(3)门管区:在肝小叶四周结缔组织较多的地方,其内含有小叶间动脉、小叶间静脉和小叶间胆管的断面。

7. 高倍镜观察:

(1)肝细胞板:由肝细胞排列而成。肝细胞的体积较大,为多边形,内含2个细胞核,位于细胞中央,胞质粉红色,可见少量空泡(蜡滴被溶解)。

(2)肝血窦:为肝细胞板之间的空隙,彼此连结成网,窦壁内皮细胞核呈菱形,染色较深。

(3)门管区:在邻近几个肝小叶之间的结缔组织内,常见下列三种管道伴行。

①小叶间静脉:腔大壁薄,有时可见与血窦相连续。

②小叶间动脉:腔小壁厚,可见中膜环行平滑肌,有时可见与血窦相通。

③小叶间胆管:管径较小,管壁由单层立方上皮或单层柱状上皮构成。

任务二 组织图库观察

在电脑桌面上找到图库浏览器图标并双击,进入医学形态学数字化教学平台,选择组织学模块,进入组织切片图库,见各类组织和各系统组织切片盒,选择消化管和消化腺进入后细致观察胃、小肠和肝。

任务三 组织模型观察

1. 胃壁立体模型:示胃壁四层结构,胃黏膜胃底腺的主细胞(胃酶细胞)和壁细胞(泌酸细胞)。
2. 小肠壁立体模型:示皱襞和小肠绒毛。
3. 肝小叶立体模型:示肝小叶的立体形态和肝小叶中的中央V、肝索、肝血窦,肝门管区。

任务四 病理拓展

(一)组胚病理联系

1. 溃疡病是以胃或十二指肠黏膜形成慢性溃疡为特征的一种常见病。一般认为溃疡病的形成是胃或十二指肠黏膜被胃酸和胃蛋白酶自我消化的结果,幽门螺杆菌感染、神经-内分泌功能失调是促进溃疡形成的因素。

2. 正常人的肝脏内由于结缔组织较少,肝小叶界限不清。肝硬化时,由于部分肝细胞坏死后被纤维结缔组织增生代替,逐渐将肝组织分割包绕成"假小叶"。

(二)浏览病理学图库

1. 胃溃疡。
2. 脂肪肝。
3. 肝硬化。

(李燕琼 夏 波)

呼吸系统组织

【项目概要】

利用光学显微镜、数字化教学平台教学,培养学生熟练操作显微镜,观察辨认呼吸系统器官的微细结构特点,进一步了解呼吸系统的功能。

【实验要求】

1. 掌握呼吸道三层膜的结构。
2. 了解肺内各级管道及其变迁的规律。
3. 掌握肺的组织结构。

【实验材料】

1. 数码显微互动系统。
2. 气管切片、肺切片。
3. 肺小叶模型。

【实验任务】

任务一 组织切片观察

(一) 气管

1. 取材:气管(H-E 染色)(图 1-32-1)。

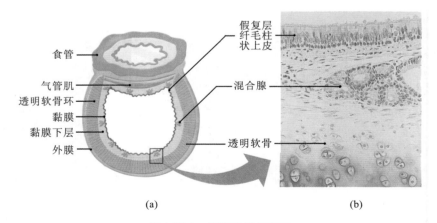

食管 气管肌 透明软骨环 黏膜 黏膜下层 外膜 假复层纤毛柱状上皮 混合腺 透明软骨

(a)　　　　　　(b)

图 1-32-1　气管的微细结构

2. 肉眼观察:反置目镜观察气管,可见有蓝色半环形圆,为气管软骨环,缺口侧为气管壁的背侧。

3. 低倍镜观察:分出黏膜、黏膜下层和外膜,黏膜除上皮外,与黏膜下层都是结缔组织,故没有明显界限。

4. 高倍镜观察：

（1）黏膜：上皮为假复层纤毛柱状上皮，夹有杯状细胞；固有膜由细密结缔组织构成，内有弥散的淋巴组织，并有腺导管的纵横切面。

（2）黏膜下层：由疏松结缔组织构成。其中含有混合性腺体及血管、神经等。

（3）外膜：由"C"形的透明软骨环和疏松结缔组织构成。缺口处可见平滑肌纤维束，大部分为纵切面，少部分为横断面。

（二）肺

1. 取材：肺（H-E染色）（图1-32-2）。

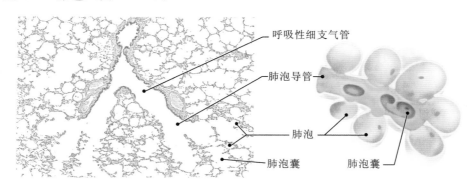

图1-32-2 肺的微细结构

2. 肉眼观察：为一小块海绵样组织，大部分是肺的呼吸部，其内有大小不等的腔隙，是肺内各级支气管的断面和动、静脉的断面。

3. 高、低倍镜结合观察：肺主要由一系列管道和肺泡构成。管壁上带有肺泡的管道是呼吸部，不带肺泡的是导气部。

（1）观察导气部的两种管道：

①小支气管：结构与气管相似，只是透明软骨不成环，而成片状。上皮也是假复层纤毛柱状上皮，夹有杯状细胞，固有膜内可有淋巴小结、环行的平滑肌，黏膜下层有腺及透明软骨片。

②细支气管：上皮为假复层或单层纤毛柱状，腺体少或无，软骨片少或无，平滑肌相对增多。正常情况下，导气部的各管道上皮是完整无缺的，管腔内除空气外别无他物。通过观察上述导气部分析比较各级支气管管壁组织结构的移行变化过程（上皮、腺体、软骨、平滑肌等）。

（2）呼吸部：只需认识肺泡的结构，整个肺实质中可见许多大小不等、形状不规则的空泡状结构，其中单个小的空腔就是肺泡的断面，一侧开口，可通于呼吸性细支气管、肺泡管、肺泡囊。肺泡之间结构为肺泡隔。

正常切片下肺泡腔内偶见尘细胞外，无其他内容物，肺泡隔很薄，含有丰富的毛细血管。高倍镜下观察肺泡隔，只见细胞核（肺泡上皮和毛细血管的内皮不易区分）和少量的红细胞，还可看见尘细胞（吞噬了尘埃的巨噬细胞）（呼吸系统有哪些除尘结构）。

任务二 组织图库观察

在电脑桌面上找到图库浏览器图标并双击，进入医学形态学数字化教学平台，选择组织学模块，进入组织切片图库，见各类组织和各系统组织切片盒，选择呼吸系统进入后细致观察气管和肺。

任务三 组织模型观察

肺小叶立体模型：显示从肺内一条细支气管开始的各级分支及肺泡。

任务四 病理拓展

（一）组胚病理联系

（1）慢性支气管炎患者支气管黏膜的假复层纤毛柱状上皮在慢性炎症的长期刺激下可转变为鳞状上皮，称化生。鳞状上皮对炎症抵抗力较强，但失去了假复层纤毛柱状上皮排出异物等正常功能。

（2）小叶性肺炎是以细支气管为中心、肺小叶为病变范围的急性化脓性炎症。

（二）浏览病理学图库

（1）支气管鳞状上皮化生。

（2）小叶性肺炎。

（3）大叶性肺炎。

（李燕琼 朱景涛）

项目 **33**

泌尿系统组织

【项目概要】

利用光学显微镜、数字化教学平台教学,培养学生熟练操作显微镜,观察辨认泌尿系统器官的微细结构特点,进一步了解泌尿系统的功能。

【实验要求】

掌握肾单位各部分结构特点、分布位置及其连续的关系。

【实验材料】

1. 数码显微互动系统。
2. 肾切片。
3. 肾小体、滤过屏障(电镜)模型。

【实验任务】

任务一　组织切片观察

(一) 肾

1. 取材:肾(H-E 染色)(图 1-33-1)。

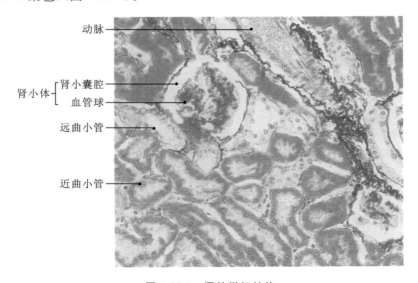

图 1-33-1　肾的微细结构

2. 肉眼观察:切片为一染色深浅不同的扇形结构,染色较深的边缘部为皮质,其深部染色较浅者为髓质。

3. **低倍镜观察:**

（1）被膜：位于肾皮质的表面，由结缔组织构成。

（2）肾皮质：位于被膜的深面，可见大小不等、形状不一的细管断面（为近曲小管、远曲小管的断面）和分布在其中的呈球形的肾小体。

（3）肾髓质：位于皮质深面，亦可见细管断面（为集合小管和细段等结构的断面）。

4. 高倍镜观察：

（1）肾皮质：

①肾小体：断面呈圆形，由血管球和肾小囊构成。血管球为一团盘曲成球状的毛细血管，肾小囊的内层与其紧贴而不易分清。肾小球的外层为单层扁平上皮，它与血管球之间的空隙是肾小囊腔。

②近端小管曲部（近曲小管）：位于肾小体附近，管壁厚，管腔较小而规则，上皮细胞的界限不清，胞质染成粉红色，细胞核圆，位于细胞中央或靠近基底。排列较稀疏，上皮细胞游离面可见染成粉红色的刷状缘。

③远端小管曲部（远曲小管）：亦位于肾小体附近。管腔相对较大，管壁较薄，由单层立方上皮构成。细胞排列较紧密，界限较清晰，胞质染成浅粉红色，细胞核圆形，位于中央，数量较多。

（2）肾髓质：

①细段：管壁较薄，由单层扁平上皮构成，胞质呈淡红色，细胞核突入管腔。

②集合小管：管腔较大，因部位不同，上皮细胞可为立方形或矮柱形，胞质呈淡红色，细胞界限清晰。

任务二　组织图库观察

在电脑桌面上找到图库浏览器图标并双击，进入医学形态学数字化教学平台，选择组织学模块，进入组织切片图库，见各类组织和各系统组织切片盒，选择泌尿系统进入后细致观察肾。

任务三　组织模型观察

1. 肾小体立体模型：显示血管球和肾小囊。
2. 滤过屏障（电镜）立体模型：示毛细血管的有孔内皮和基膜，足细胞的裂孔膜。

任务四　病理拓展

（一）组胚病理联系

肾小球肾炎是以肾小体损害和改变为主的一组疾病。急性弥漫性增生性肾小球肾炎是较常见的一种肾小球肾炎。其主要病理变化是肾小体（肾小球）系膜细胞、内皮细胞明显增生。增生的细胞使毛细血管腔狭窄甚至闭塞。主要临床表现为血尿、蛋白尿、少尿，常伴高血压和轻度水肿。

（二）浏览病理学图库

1. 急性弥漫性增生性肾小球肾炎。
2. 高血压性固缩肾。

（李燕琼　朱景涛）

项目 ③④ 生殖系统组织

【项目概要】

使学生熟练显微镜操作,掌握组织切片的观察方法,并通过观察辨认睾丸、卵巢、子宫的微细结构特点,培养学生认真细致的工作态度和发现问题、分析问题和解决问题的能力。

【实验要求】

1. 掌握睾丸的一般结构,了解各级生精细胞、支持细胞与间质细胞的形态特点。
2. 掌握卵巢的构造。掌握卵泡发育过程中其构造的变化。
3. 掌握子宫的构造及增生期子宫内膜的构造特点。

【实验材料】

1. 数码显微互动系统。
2. 睾丸切片、卵巢切片、子宫切片。

【实验任务】

任务一　组织切片观察

（一）睾丸

1. 取材:睾丸(H-E 染色)(图 1-34-1)。

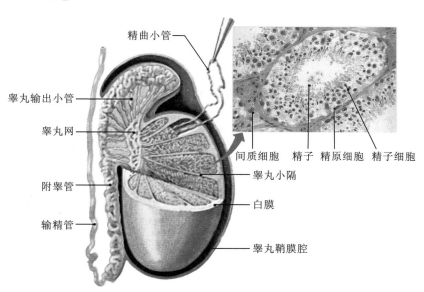

图 1-34-1　睾丸的微细结构

2．肉眼观察:可见一个大的半圆形断面,是睾丸的部分切片,睾丸外表包有一层染成红色的白膜。

3．低倍镜观察:睾丸实质由许多精曲小管构成,切成许多横切或斜切面,精曲小管之间的结缔组织,即为睾丸间质。找出一个较完整的精曲小管横切面,转高倍镜下观察。

4．高倍镜观察:

(1)精曲小管:以一层很薄的基膜与疏松结缔组织分界,基膜之内是产生精子的特殊上皮细胞,这种细胞是各级发育分化程度不同的精细胞和支持细胞。观察细胞时要特别注意细胞的大小、排列的位置和核的结构特点(胞质分界不明显)。

(2)生精细胞:

① 精原细胞:靠近基膜,体积较小,胞核比较大,圆形,染色质密集染色深。

② 初级精母细胞:位于精原细胞内方,胞体较大,胞质较多,常见有丝分裂象。

③ 次级精母细胞:由初级精母细胞分裂而成,体积较初级精母细胞小,很快就分裂成精子细胞,故很难找到,不要求找。

④ 精子细胞:在初级精母细胞的内侧,细胞体积较精原细胞小,胞核染色逐渐稠密,细胞变圆形或卵圆形。

⑤ 精子:靠近管腔,可见染成深蓝色的精子头,有时还可见精子尾。

(3)支持细胞:位于生精细胞之间,其形态不易看清,但能看清细胞核,核形态不规则,呈三角形或锥形,核内染色质着色浅,而核仁很明显。

(4)睾丸闻质细胞:分布在精曲小管之间的结缔组织内,三五成群,胞体较大,呈多边形,胞质嗜酸性,胞核大而圆,常偏在细胞的一侧。

(二) 卵巢

1．取材:卵巢(H-E 染色)(图 1-34-2)。

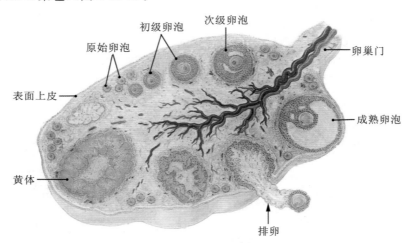

图 1-34-2　卵巢的微细结构

2．肉眼观察:切片略呈卵圆形。卵巢周围着色深的宽阔部分为皮质,其内可见大小不等的空泡,是发育中的卵泡切面。卵巢中央着色较浅的狭窄部分为髓质。

3．高、低倍镜结合观察:

(1)被膜:

① 上皮:为单层扁平上皮或单层立方上皮。

② 白膜:位于上皮内面,由一薄层致密结缔组织构成。

(2)重点观察各期发育的卵泡:

①原始卵泡:位于皮质外周,数量很多,由一个圆形的卵细胞和一层扁平的卵泡细胞构成。卵细胞体积大,核大、圆且呈空泡状,核仁明显。卵泡细胞的胞质不明显,只能看到其卵圆形胞核。

②生长卵泡:

a.初级卵泡:卵细胞体积稍增大;其周围包绕着一层嗜酸性的膜,为透明带;透明带外有二层以上的卵泡细胞,细胞形状不规则,只能见到圆形或卵圆形核,卵泡越大,卵泡细胞的层数越多;卵泡周围的结缔组织组成卵泡膜。

b.次级卵泡:卵细胞进一步增大,其周围出现一层柱状卵泡细胞,为放射冠;除放射冠外的卵泡细胞称粒层,粒层卵泡细胞间出现大小不等的腔隙,有的已融合成一个较大的腔隙,此为卵泡腔,卵泡腔内的浅红色泡沫状结构为卵泡液。卵泡膜增厚,卵细胞、透明带、放射冠突出于卵泡腔,称卵丘。

c.成熟卵泡:结构与晚期次级卵泡相似,但卵泡的体积更大,整个卵泡向卵巢表面凸出。由于成熟卵泡存在时间较短,一般在切片上看不到。

d.闭锁卵泡:切片中可看到各个时期的闭锁卵泡,其表现为,卵细胞变形或消失,透明带萎缩,卵泡壁塌陷。

(三)子宫

1.取材:增生期子宫(H-E染色)(图1-34-3)。

2.肉眼观察:反置接目镜于标本上,找出子宫腔,表面染成紫色的一层是黏膜,其余染成粉红色很厚的部分是肌层。

3.低倍镜观察:分出内膜、肌层及浆膜。

4.高倍镜观察:

(1)内膜:最内层是单层矮柱状上皮,固有膜内结缔组织细胞多,上皮陷入固有膜形成子宫腺,子宫腺为管状。增生期子宫的固有膜不厚,血管不多,也未充血,子宫腺不多。

(2)肌层:很厚,不易分层,内有大量血管。

(3)浆膜:为薄层结缔组织,外有间皮覆盖。

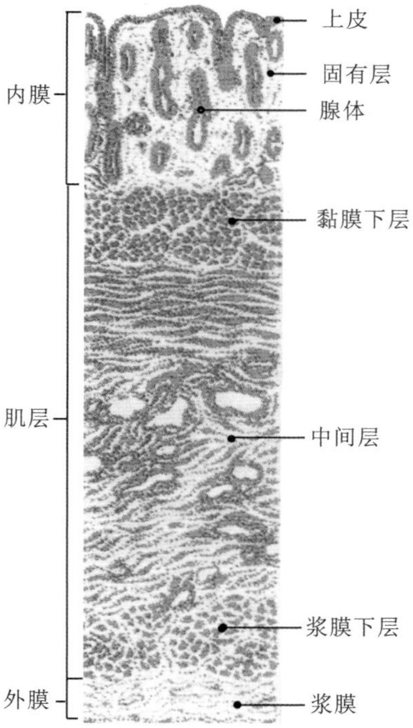

图1-34-3 子宫的微细结构

任务二　组织图库观察

在电脑桌面上找到图库浏览器图标并双击,进入医学形态学数字化教学平台,选择组织学模块,进入组织切片图库,见各类组织和各系统组织切片盒,选择男生殖系统和女生殖系统,进入后细致观察睾丸、卵巢、子宫。

任务三　病 理 拓 展

(一)组胚病理联系

1.子宫平滑肌瘤是来源于子宫肌层平滑肌细胞的良性肿瘤。来源于靠近子宫肌层中部平滑肌细胞的子宫平滑肌瘤称肌壁间瘤或肌瘤(多见),来源于子宫肌层近黏膜处平滑肌细胞的子宫平滑肌瘤称黏膜下肌瘤,来源于子宫肌层近外膜(浆膜)处平滑肌细胞的子宫平滑肌瘤称浆膜下肌瘤。

2.前列腺增性症是一种老年男性的常见病,以前列腺腺体和间质增生为特征。

(二)浏览病理学图库

1.子宫平滑肌瘤。

2.前列腺增生症。

(李燕琼　朱景涛)

人体胚胎发育

【项目概要】

通过实验,了解正常胚胎早期发育的过程、先天性畸形产生的原因及防治;树立胚胎发育动态变化的观念;能运用所学知识进行优生优育、计划生育的卫生宣教。

【实验要求】

1. 掌握受精-三胚层形成的过程。
2. 了解三胚层主要分化的结构和器官。
3. 掌握植入的过程。
4. 掌握胎膜的构成;熟悉绒毛膜、羊膜、卵黄囊、尿囊、脐带的结构和功能。
5. 掌握解胎盘的结构和功能、胎儿血液循环的特点。
6. 了解双胎、多胎的概念。
7. 了解常见先天性畸形产生的原因及防治原则。

【实验器材】

1. 数码显微互动系统。
2. 人胚早期发育模型和标本。
3. 胎盘模型和标本。
4. 联体畸胎、脊髓裂、无脑儿、葡萄胎等畸胎标本。

【实验任务】

任务一　标本观察

（一）胎盘标本

足月胎盘(placenta)为圆盘状,直径15～20 cm,平均厚约2.5 cm,重约500 g。胎儿面呈灰白色,表面光滑,被覆羊膜,近中央有脐带附着;母体面呈暗红色,凸凹不平,分15～20个胎盘小叶。

（二）3个月至足月胎儿标本

1. 3个月:脸更具人形,眼由外侧转向脸的腹面,耳朵也逐渐靠近永久的位置。
2. 4个月:身体各部大小匀称,皮肤透明光滑,呈深红色。
3. 5个月:头相对较小,体表有细毛,头发、眉毛可辨认。
4. 6个月:身体各部比例关系趋于成熟,皮下脂肪极少,皮肤有皱褶,呈粉红色,开始出现指甲。
5. 7个月:皮下脂肪稍多,各器官系统发育近成熟。
6. 8个月:皮下脂肪增多,男胎睾丸下降。
7. 9个月:胎体较丰满、滑润,皮肤光泽,面部皱纹消失。
8. 足月:体态匀称丰满,皮肤呈浅红色,男胎睾丸降入阴囊,女胎乳房微突。

任务二　模型观察

（一）受精至胚泡形成模型

1. 受精卵：可见一个大的受精卵（fertilized ovum），表面有 3 个极体。

2. 卵裂球：受精后 30 h，可见一大一小两个卵裂球。

3. 桑葚胚：受精后 3 天，形成一个由 12～16 个卵裂球组成的实心胚。

4. 胚泡：受精后 4 天，发育成胚泡。外表为一层扁平细胞，称滋养层；中央的腔称胚泡腔；附在胚泡一端滋养层内面的细胞团称内细胞群；内细胞群表面的滋养层称极端滋养层。

（二）植入过程模型

1. 开始植入：受精后 5～6 天，极端滋养层向子宫内膜植入。

2. 大部分植入：受精后 7.5 天，内细胞群分化成上胚层（外胚层）和下胚层（外胚层），两者共同形成胚盘。滋养层内层细胞成为细胞滋养层；外层细胞成为合体滋养层；形成许多初级绒毛。

3. 全部植入：受精后 11～12 天，子宫内膜上皮愈合；滋养层表面均匀地形成初级绒毛。

4. 植入后变化：受精后 15 天，胚泡体积显著增大；羊膜囊与卵黄囊明显；滋养层形成绒毛膜；子宫内膜改称蜕膜，可区分基蜕膜，包蜕膜和壁蜕膜。

（三）三胚层分化模型

1. 16～17 天人胚：从外观可见羊膜、卵黄囊和体蒂。拿掉部分羊膜和卵黄囊，露出胚盘。

（1）背面观：可见神经板、原结、原窝和原条。

（2）腹面观：可见下胚层。

（3）胚体正中矢状断面观：可见上胚层的神经板、原结、原条；中胚层和脊索；下胚层；头端可见口咽膜，尾端可见泄殖腔膜。

2. 20 天人胚：显示胚盘及体蒂，胚盘边缘保留部分羊膜和卵黄囊的壁。

（1）胚盘背面观：可见神经褶、神经沟和尾端的原条。神经沟中段两侧，可见三对体节。

（2）胚盘腹面观：可见原肠，分前肠、中肠和后肠三段，前肠和后肠均很短。

（3）胚体中部横断面观：①上胚层：可见体表的上胚层，神经褶，神经沟。②中胚层：可见体节，间介中胚层，体壁中胚层和脏壁中胚层。③下胚层，可见原肠。

3. 22 天人胚：神经沟中段已愈合形成神经管，体节 7 对，原肠形成。体蒂转到胚体腹侧尾端。

4. 25 天人胚：胚体呈圆柱状，前、后神经孔未闭，体节 14 对，腹侧出现心膨大，中肠缩小。胚体正中矢状断面观：可见神经管、脊索、口咽膜、原肠、泄殖腔膜、尿囊及心脏。

5. 5 周人胚：头明显增大，出现上肢芽和下肢芽，脐带形成，体节约 34 对。

（四）胎盘模型

胎盘呈圆盘状，分两面，粗糙不平的一面为母体面，较光滑的一面为胎儿面。母体面上有浅沟把胎盘分为许多胎盘小叶，可见子宫动、静脉（红、浅蓝）的断面。胎儿面有脐带附着，脐带表面光滑，内有一条静脉和两条动脉走行，血管在脐带附着于胎盘处分成许多支走向胎盘边缘。

胎盘断面上胎儿面附着羊膜，由胚外中胚层构成的绒毛膜板及其发出许多绒毛干和绒毛组成绒毛膜，绒毛膜板中有动、静脉分支走行，其末梢进入绒毛中轴变成毛细血管，绒毛表面包有细胞滋养层与合体滋养层。绒毛与基蜕膜间有空隙为绒毛间隙，滋养层细胞爬行于基蜕膜表面形成滋养层壳，基蜕膜突入绒毛间隙的部分为胎盘隔，子宫动、静脉经基蜕膜开口于绒毛间隙中。

（夏　波　叶茂盛）

第二篇

人体解剖实训指导

绪　　论

一、解剖器械的应用

进行人体解剖实训操作,要认识常用的解剖器械,包括解剖刀、镊、剪、拉钩、肋骨剪和咬骨钳等,下面介绍几种常用器械的应用。

1. 解剖刀在解剖操作时的应用:刀刃用于切开皮肤和切断肌肉;刀尖用于修整血管和神经;刀柄用于进行钝性分离。使用刀刃或刀尖时一般右手持刀,这里介绍四种持刀法。①执弓法:右手拇指伸直,中、环、小指弯曲,持刀于拇指指腹与中、环、小指之间,食指平伸压在刀背上。这种持刀法操作活动,主要利用肩、肘关节的运动延长切口,靠食指的压力调节刀口的深浅,适用于做皮肤切口。②抓持法:与第一种方法基本相似,不过食指不是按压在刀背上,而是置于拇指的对侧夹持刀柄。这种方法的运刀力量较第一种方法小,但灵活性较大,一般用于坚韧的,作较长的组织切口。③执笔法:用拇、食两指指尖与中指末节的桡侧缘夹持刀柄,与执笔写字姿势相似,操作动作主要利用指间、掌指和腕关节轻巧灵活的运动,用力要准确细致。④反挑法:持刀方法与执笔法相同,不同之处是前者刀刃向下,后者刀刃向上。此种方法主要用于小范围的皮肤、血管和神经等反方向的剥离和挑开,可避免损伤深部重要组织。

2. 解剖镊有无钩和有钩两种。无钩的解剖镊用于夹持和分离血管、神经和肌肉等;有钩的解剖镊仅用于夹持皮肤或非常坚韧的结构,切不可用于夹持血管、神经和肌肉等容易损坏的组织和器官。解剖操作时,一般右手持解剖刀,左手持解剖镊。也可以两手同时持解剖镊,分离血管和神经。使用解剖镊一般采用执笔式,动作要简练明快,不可用力旋扭,以免镊齿对合不良。

3. 解剖剪有长短和弯直之分,刀尖有尖头和圆头之分,也有的一尖、一圆。应该按需要选择使用。圆头解剖剪一般用于剪开组织或剪断神经、血管,有时也可以用于撑开或分离组织。正确使用解剖剪的方法是将右手的拇指和环指各伸入解剖剪的一个环内,中指放在环的前方,食指顶压在解剖剪的运动轴处,起到稳定和定向作用。

二、常用的解剖技术

（一）皮肤解剖法

剥离皮肤,是解剖操作的第一步骤,根据人体不同部位和情况可采用两种方法。

1. 翻皮法:在标本的皮肤上,先在拟做切口的部位,用刀尖的背划一线痕。再沿此线痕,将解剖的刀和刀尖与皮肤成直角刺入。感到抵抗力突然减小时,提示刀尖已经抵达浅筋膜,便立即将刀刃倾斜成45°角,持稳解剖刀,切开皮肤。切皮要浅,不可损伤皮下结构。要注意体会人体不同部位皮肤的厚度和强度有很大差异。用有钩解剖镊牵起皮肤的一角,用解剖刀紧贴真皮与皮下组织之间,切断皮肤下的致密结缔组织,剥离皮肤。

2. 撕皮法:沿切口线全长切透皮肤至浅筋膜层,再在需要剥离的区域,以间隔3～5 cm的宽度,作一系列平行的纵切口,翻起近端一部分皮片后,以止血钳夹紧皮片,用力向远端逐条撕去。这种方法适用于皮下组织比较丰满的标本,在撕剥面上,比较容易看清这些结构,便于进一步寻找浅层血管和皮神经。撕皮法适用于教学实习标本及显露局部结构标本的制作,此法在皮肤上会带一部分浅筋膜,因此,对精细的浅层陈列标本及对重点的皮下组织的解剖不宜采用。

（二）皮下血管、神经的解剖

皮下组织主要是脂肪组织和结缔组织,其内的主要结构为皮神经、浅静脉和浅动脉。皮神经先在浅筋膜的深处潜行,逐渐分支,变细浅出。可从皮神经穿出深筋膜处开始,沿其走向剖查,直至神经末梢。浅静脉和浅动脉位于浅筋膜中,沿其经过部位,切开纤维脂肪组织,即可将其暴露。某些部位的浅筋膜内有浅淋巴结分布,可用刀尖分开脂肪结缔组织,找到淋巴结后将其挑起,推开淋巴结周围的结缔组织,可见与淋巴结相连的输入与输出淋巴管。

（三）皮下脂肪的剥除

待皮下血管、神经解剖观察之后,按照剥皮的切口切开皮下脂肪层达深筋膜,注意边切边用镊子分离脂肪层,看是否已达较致密的深筋膜,然后将脂肪层由深筋膜上整层地翻起切除,注意保留浅血管、神经。

（四）深筋膜解剖法

剖除深筋膜要用解剖镊将它提起,解剖刀的刀刃要平贴肌表面,与肌纤维的方向一致,将其切除。注意人体各部位深筋膜有很大的差异,四肢与背部的深筋膜厚而致密,可成片切除;躯干的大部分深筋膜与深面的肌肉结合牢固,只能小片切除;某些部位的深筋膜是肌肉的起点或形成腱鞘,则无法切除。

（五）肌解剖法

解剖肌的目的是暴露清楚,有利于观察。要注意修出肌的边界,去除肌表面的结缔组织,观察肌的位置、形态、起止、肌纤维的方向、肌质和腱质的匹配和血管、神经的分布,并注意理解该肌的作用。有时为了观察深处的结构,需要将肌切断,此时应注意断端尽量整齐,营养和支配肌的血管和神经尽量保持完整。

（六）深部血管和神经的解剖

解剖血管和神经的目的是暴露并观察它们。应注意显露并保护重要的血管和神经。通过解剖操作,认清它们起始、行径、分支和分布范围。解剖应该从粗的血管和神经开始,由粗到细,仔细剖查,直到进入器官为止。操作应该以钝性分离为主,先用刀尖沿血管和神经的走向,划开包绕它们的结缔组织,然后用解剖镊提起血管或神经,沿其两侧用刀尖的背面或解剖镊作钝性分离。清除血管或神经周围无用的结构,也应该在直视下小心进行。

三、解剖操作的注意事项

1. 端正学习态度,认真进行标本解剖操作,勤动手,善观察,多动脑。要珍惜爱护标本,注意团结协作,不怕脏、不怕累、不怕异味刺激。

2. 认真做好预习,在解剖操作之前,必须认真阅读教材和图谱,复习系统解剖学的知识,准备好必须使用的解剖器械,了解将要解剖内容的重点、难点和大致的解剖顺序,做到心中有数。

3. 严格解剖操作,是保证解剖质量和学好人体解剖实训的必要前提。必须严格按照规定的解剖步骤和操作要求依次进行,既要解剖清楚,暴露充分;又不可盲目切割,任意行事。

4. 仔细观察和辨认清楚解剖结构,是学习人体解剖实训的根本目的。要边解剖,边观察,注意辨认,理论联系实际进行思考。

5. 标本解剖时要注意安全,以免引起手外伤,指甲要剪短,假若手有外伤,应停止解剖操作。

（叶茂盛　郑二来）

实训 ① 颅顶枕区层次解剖

【实训目标】

1. 在标本确认头部重要体表标志。
2. 能准确解剖分离颅顶区层次结构。
3. 在实训中培养严肃、认真、细致的工作态度。

【实训材料】

1. 颅骨标本模型。
2. 头颅标本。
3. 手术刀、剪、镊子等。

【解剖操作方法及实训内容】

1. 在活体和标本确认头部(图 2-1-1)重要标志,如眉弓、眶上孔、翼点、颧弓、枕外隆凸等,为切口定位打好基础。

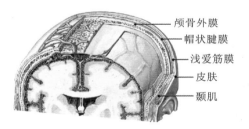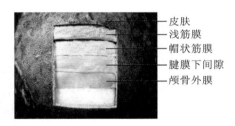

图 2-1-1 头部

2. 处理毛发。

3. 沿矢状方向,从额部至枕部解剖颅顶区层次并观察结构。

(1) 切开皮肤:皮肤特点是厚而致密。

(2) 钝性分离皮下组织并观察:皮下组织富有脂肪,并有连结皮肤和深层帽状腱膜内的结缔组织上梁,后者将皮下脂肪分隔成若干小区,脂肪内有神经血管穿行。寻认:眶上神经、动脉、静脉;颞浅动脉、耳颞神经;耳后静脉、枕小神经,注意它们的分布和走行特点;耳前淋巴结、乳突淋巴结、枕淋巴结。

(3) 纵切枕额肌和帽状腱膜:帽状腱膜是一致密的结缔组织构成的坚厚腱膜。它前连额腹、后续枕腹,向两侧变薄,移行于颞筋膜浅层。帽状腱膜与皮下组织和皮肤相连不易分开。

(4) 钝性分离腱膜下疏松结缔组织:帽状腱膜是一薄层疏松结缔组织。

(5) 钝性剥离骨膜(即颅顶骨外膜):它是颅骨外的一层薄而致密的结缔组织膜,与颅骨连结疏松易于分离,但与颅缝紧密愈合。

(高忠恩 郑二来)

颈 部 解 剖

【实训目标】

1. 在活体上确认颈部重要的体表标志。
2. 能准确解剖分离颈前舌骨下区层次结构。
3. 能准确分离显示气管颈部的位置。
4. 确认气管切开的部位。

【实训材料】

1. 颈部模型。
2. 颈部标本。
3. 手术刀、剪、镊子等。

【解剖操作方法及实训内容】

1. 在活体和标本确认颈部（图 2-2-1）重要标志：舌骨体、舌骨大角、喉结、环状软骨上切迹、胸锁乳突肌、胸骨颈静脉切迹。

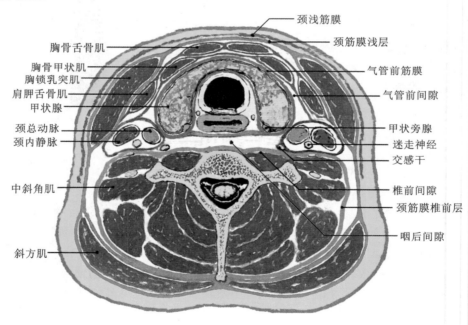

图 2-2-1　颈部

2. 沿颈正中线纵切，解剖颈部层次并观察结构。

（1）切开皮肤：上界沿下颌下环切，下界沿锁骨两侧向肩锋方向环切后沿颈正中线纵切。

（2）钝性分离皮下组织显示颈筋膜；寻认并分离颈外静脉、颈前静脉。

（3）钝性分离颈筋膜观察气管颈部舌骨下区的层次结构。

①气管颈部的位置与体表的距离。

②颏隆凸、喉结和胸骨颈静脉切迹中点三者连线与气管位置的对应关系。

③气管颈部周围，注意观察气管前方的甲状腺峡、甲状腺下静脉、甲状腺前静脉丛、甲状腺最下动脉和颈静脉弓等。

④解剖分离舌骨下肌群与气管颈部并观察其位置关系。

⑤解剖分离颈总动脉、颈内外动脉、颈内静脉、迷走神经并观察它们之间的相互关系。

（高忠恩　郑二来）

胸 壁 解 剖

【实训目标】

1. 在活体上确认胸壁的体表标志。
2. 能准确解剖分离胸壁各层结构。
3. 能准确解剖分离肋间神经血管。
4. 能准确解剖分离女性乳房。

【实训材料】

1. 胸壁模型、女性乳房模型。
2. 胸壁标本。
3. 女性乳房标本。
4. 人体骨架。
5. 手术刀、剪、镊子等。

【解剖操作方法及实训内容】

1. 在活体和标本确认颈静脉切迹、胸骨角、剑胸结合、锁骨、肋间隙、肋弓、胸骨下角。
2. 沿正中线纵切,解剖胸壁(图 2-3-1)的层次并观察结构。

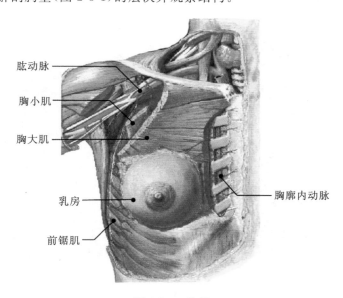

图 2-3-1　胸壁

（1）切开皮肤:上界沿锁骨两侧向肩锋方向环切,下界沿肋弓方向环切后沿胸壁正中线纵切。注意乳头的位置,比较胸壁前、后部皮肤的厚度。

（2）钝性分离浅筋膜:寻认并分离胸腹壁静脉,注意观察静脉网和不同部位脂肪的分布。

（3）钝性分离深筋膜:显露胸肌。

（4）解剖分离肌层:胸前外侧壁有胸大肌、胸小肌及腹外斜肌的一部分;胸侧壁有前锯肌、背侧有背阔肌和斜方肌等。

（5）解剖肋和肋间隙：12对肋均参与胸壁的组成，观察肋间隙。

①比较上位肋间隙和下位肋间隙，肋间隙的前部和后部的宽度。

②肋间外肌：注意其肌纤维排列的方向在肋间隙内质部和腱质部移行部位。

③肋间神经、血管：注意肋间后静脉、动脉和神经在肋沟内的位置关系，在肋间隙的前部观察肋间后动脉及其副支与肋间前支的上、下吻合状况。

④肋间内肌：位于肋间和肋间神经血管的深面，注意其纤维方向。

⑤胸内筋膜和壁胸膜：胸内筋膜是一层致密结缔组织膜，衬于胸廓的内面，并借疏松结缔组织与壁胸膜相贴。

3. 解剖女性乳房：观察乳头、乳晕、乳腺叶、输乳管（注意其排列方向）乳房悬韧带等结构。

（郑二来 段文彪）

腹前外侧壁解剖

【实训目标】

1. 能准确解剖分离腹前外侧壁的各层结构。
2. 能准确解剖分离腹股沟区的各层结构。
3. 能准确解剖分离腹股沟管。
4. 能准确解剖分离出腹股沟三角的境界和层次。
5. 比较腹部各种切口的特点。

【实训材料】

1. 腹前外侧壁模型;腹股沟区模型。
2. 腹前外侧壁标本。
3. 腹股沟区标本。
4. 手术刀、剪、镊子等。

【解剖操作方法及实训内容】

沿腹正中线纵切,解剖腹壁(图 2-4-1)的层次并观察结构。

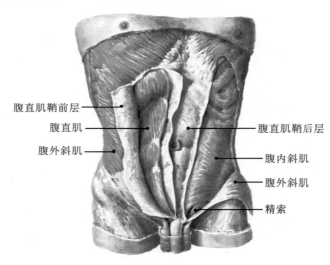

腹直肌鞘前层
腹直肌
腹外斜肌
腹直肌鞘后层
腹内斜肌
腹外斜肌
精索

图 2-4-1　腹壁

一、腹前外侧壁的层次结构

在标本上观察各层特点。

1. 切开皮肤:上界沿肋弓方向向后环切,下界从耻骨联合沿腹股沟韧带向髂前上棘方向环切沿腹部正中线纵切,除正中线和脐处与白线连结紧密外,其他部分与浅筋膜连结疏松,易分离。

2. 钝性分离浅筋膜:由疏松结缔组织和脂肪构成,注意观察浅筋膜浅深两层的特点、分布情况及其结构。

（1）分离动脉：上半部的浅动脉是肋间后动脉的分支，较小，下半部较粗大，腹壁浅动脉在腹股沟韧带的浅面内中 1/3 交点处寻认，观察此动脉的起点、行程及分布。

（2）分离静脉：浅静脉丰富，彼此吻合成网，脐周更密集。

（3）分离神经：皮神经多为肋间神经的皮支，分布有明显的节段性。

3. 解剖分离肌层：注意观察腹直肌、腹外斜肌、腹内斜肌、腹横肌的分布、纤维方向、腹直肌鞘的组成等。

（1）分离动脉：①下五对肋后动脉、肋下动脉和四对腰动脉，自后上、向前、向下分离，斜行于腹内斜肌和腹横肌之间；②腹壁上动脉和腹下动脉行于腹直肌鞘内。

（2）分离静脉：静脉与同名深动脉伴行。

（3）分离神经：位于腹内斜肌和腹横肌之间，注意观察髂腹下神经和髂腹沟神经。

4. 钝性分离腹横筋膜：腹横筋膜是衬于腹横肌的内面的一层纤维膜，注意此膜特点。

5. 解剖分离腹膜外脂肪：腹横筋膜是腹横筋膜与壁腹膜之间的脂肪，各人的厚薄不一样。

6. 解剖分离壁腹膜：壁腹膜在上腹部与腹横筋膜及腹直肌鞘后层连结紧密，不易分离，在下腹部与腹横筋膜连结疏松，易分离。

二、腹前外侧壁常用切口

在标本上分别解剖分离并观察以下切口的层次特点：正中切口、旁正中切口、腹直肌切口、肋缘下斜切口、右下腹斜切口。

三、解剖腹股沟区

1. 切开皮肤：此区皮肤活动性小。

2. 钝性分离浅筋膜：分浅、深两层，注意在此层内显示腹壁浅动脉、静脉，旋髂浅动脉、静脉在耻骨结节的上方，自上而下为髂腹下神经和髂腹股沟神经。

3. 解剖分离腹外斜肌腱膜，显示、观察以下结构。

①分离、显示腹股沟韧带：它是腹外斜肌腱膜增厚而形成的，附着于耻骨结节与髂前上棘上。

②分离、显示腔隙韧带和耻骨梳韧带：腔隙韧带位于腹股沟韧带内侧端与耻骨梳内侧端之间；耻骨梳韧带为腔隙韧带沿耻骨梳向外侧的延续部分。

③分离显示腹股沟管浅环（皮下环）：在耻骨结节的外上方可见，其中有精索（或子宫圆韧带）穿过。

④分离显示髂腹下神经及髂腹股沟神经，注意它们与髂前上棘的位置关系。

⑤分离显示腹内斜肌和腹横肌。

⑥分离显示腹横筋膜：腹横筋膜较厚，注意寻认腹股沟管深环。

⑦分离显示腹膜外脂肪及壁腹膜，腹膜外脂肪较多，腹壁下动脉、静脉行于其中。

4. 解剖分离腹股沟管：注意观察其位置及构成。

①前壁：分离显示腹外斜肌腱膜。

②后壁：分离显示腹横筋膜。

③上壁：分离显示腹内斜肌和腹横肌的弓状下缘。

④下壁：分离显示腹股沟韧带。

⑤内口：腹股沟管深环。注意观察口听内侧腹壁下动脉。

5. 解剖分离腹股沟三角（海氏三角）：解剖显示其境界，外侧界为腹壁下动脉，内侧界为腹直肌外侧缘，下界为腹股沟韧带股沟的后面正对腹股沟内侧窝，前面有腹股沟管浅环。

（郑二来　段文彪）

133

腹腔与腹膜腔解剖

【实训目标】

1. 解剖显示结肠上下区的各器官。
2. 解剖显示膈下间隙与结肠下区各间隙的沟通关系。
3. 解剖显示胃的位置及毗邻关系。
4. 解剖显示阑尾,并确认阑尾的体表位置及手术切口的定位。

【实训材料】

1. 腹腔器官模型。
2. 腹腔器官标本。
3. 手术刀、剪、镊子等。

【解剖操作方法及实训内容】

沿腹正中线纵切腹壁,打开腹腔(图 2-5-1)并观察结构。

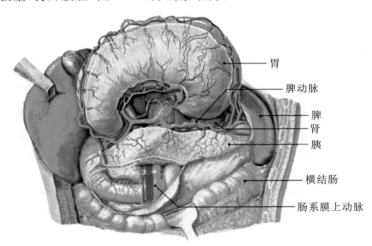

图 2-5-1　腹腔

（标注：胃、脾动脉、脾、肾、胰、横结肠、肠系膜上动脉）

1. 打开腹腔,显示壁腹膜及脏腹膜、大网膜,观察其结构特点。
2. 打开腹膜腔:观察腹膜腔的间隙。

（1）显示以横结肠以上的腹膜间隙:此间隙位于膈与肠之间,被肝分为肝上间隙和肝下间隙(左肝上前间隙、左肝上后间隙、右肝上间隙、左肝下前间隙、左肝下前间隙、右肝下间隙)。

（2）显示横结肠下腹膜间隙:此间隙位于横结肠及其系膜下方。①观察探查左、右结肠旁沟,注意此沟与膈下间隙及盆腔沟通关系。②将空回肠翻起,观察左、右肠系膜窦的位置及沟通关系。

（3）显示观察膈下间隙与盆腔的沟通。

3. 显示胃:观察以下结构。①胃的位置和毗邻结构。②胃的韧带:寻认肝十二指肠韧带、肝胃韧带、膈胃韧带、胃结肠韧带、胃脾韧带、胃胰韧带。③胃的血管和周围的淋巴结:胃左、右动脉、静脉及胃左淋巴结;幽门上方淋巴结;胃网膜左、右动脉及静脉淋巴结;幽门下方淋巴结;胃短动脉、静脉。④胃的神经:在胃小弯侧的动脉周围寻认胃壁的交感神经纤维；食管腹段的前面找到迷走神经的前干，追踪观察胃前支及胃后支。

4. 显示阑尾：在右髂窝内寻认阑尾，注意观察以下几点。

（1）阑尾根部和三条结肠带的关系。

（2）阑尾位置的类型。

（3）阑尾根部的体表投影及手术切口定位。

（黄剑真　杨　涛）

盆腔解剖

【实训目标】

1. 在活体上确认盆部的主要体表标志。
2. 能准确解剖男女性盆腔。
3. 显示男性、女性盆腔各器官的位置、形态和毗邻关系。
4. 确定输卵管的结扎部位。

【实训材料】

1. 男性、女性盆腔模型。
2. 男性、女性盆腔标本。
3. 手术刀、剪、镊子、锯等。

【解剖操作方法及实训内容】

1. 在标本、活体上确认触摸盆部主要标志:髂嵴、髂前上棘、髂后上棘、耻骨联合。
2. 沿腹正中线纵行锯开男性、女性盆腔(图 2-6-1)标本,打开盆腔并观察结构。

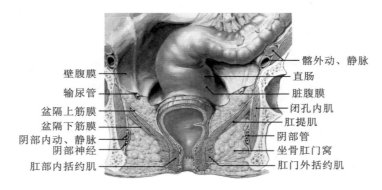

壁腹膜   髂外动、静脉
输尿管   直肠
盆隔上筋膜   脏腹膜
盆隔下筋膜   闭孔内肌
阴部内动、静脉   肛提肌
阴部神经   阴部管
肛部内括约肌   坐骨肛门窝
   肛门外括约肌

图 2-6-1 盆腔

(1) 在男性盆腔内显示并观察膀胱、直肠及内生殖器官的位置关系。

(2) 在女性盆腔内显示并观察膀胱、子宫、直肠的位置关系,重点注意子宫的形态及其有关韧带(子宫阔韧带、子宫圆韧带);解剖显示子宫动脉行程及输尿管的关系;输卵管位置;卵巢的形态位置。

(3) 解剖显示直肠和肛管。

①观察直肠外形,直肠在矢状切面上形成两弯曲(上方为骶曲,下方为会阴曲)、直肠下部扩大为直肠壶腹、直肠在冠状面上,自上而下凸向左、右三个侧曲。

②观察直肠内面形态结构,直肠横襞。

③观察肛管内部形态结构,观察肛柱、肛瓣、齿状线、白线等结构。

(黄剑真　杨　涛)

实训 ⑦ 会 阴 解 剖

【实训目标】

1. 在标本上确定划分会阴境界及分区。
2. 能准确解剖分离会阴层次。
3. 解剖显示会阴浅隙、会阴深隙和坐骨肛门窝。

【实训材料】

1. 男性、女性会阴模型。
2. 男性、女性会阴标本。
3. 手术刀、剪、镊子、锯等。

【解剖操作方法及实训内容】

1. 在标本上确定、划分会阴境界及分区：尿生殖区；肛区。
2. 解剖、分离，在会阴解剖标本上（图 2-7-1，图 2-7-2）观察、确认以下结构。

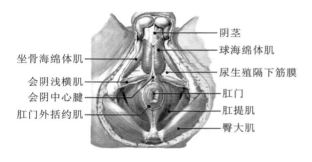

图 2-7-1　男性会阴

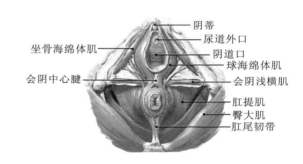

图 2-7-2　女性会阴

（1）解剖尿生殖区：为尿道及外生殖器所在区域，位于此区内的生殖器，男女有差别，但其结构层次，两性基本相同。

①切开皮肤及分离皮下脂肪：沿耻骨联合下缘、耻骨下肢、坐骨肢及坐骨结节连线切开皮肤，皮肤较薄，生有阴毛，含有较多皮脂腺和汗腺，分离皮下脂肪（浅筋膜浅层）与腹前外侧壁浅层相续。

②分离显示筋膜：尿生殖区深层有三层筋膜由浅入深，为会阴浅筋膜、尿生殖膈下筋膜、尿生殖膈上筋膜。以上三层筋膜的外侧缘附于耻骨弓，在此区的后缘处相互愈合，故此三层筋膜之间形成会阴浅隙和会阴深隙。

③分离显示会阴浅隙：由会阴浅筋膜和尿生殖膈下筋膜围成；此间隙向前上方开放，与腹壁史卡芭筋膜深面间隙相通。会阴浅隙的内容，两侧部有阴蒂脚（男性为阴茎脚）及球海绵体肌，后缘有一对会阴浅横肌，止于会阴中心腱。解剖分离此隙内阴部神经、阴部内动脉、静脉。

④分离显示会阴深隙：会阴深隙是一个完全封闭的间隙，位于尿生殖膈上、下筋膜之间，内有会阴深横肌，男性尿生殖膈的中央有尿道穿过，女性则有尿道和阴道穿过，阴道位于尿道的后方。男性尿道穿过生殖膈入会阴浅隙在会阴浅隙内，穿过尿道海绵体。

（2）解剖肛区。

①切开皮肤及分离皮下组织：肛门周围的皮肤较薄，形成放射状的皱襞，富含汗腺，皮下脂肪较多，尤其是坐骨肛门窝内含有大量脂肪。

②显示盆腔：分离肛提肌以及覆盖在它们上、下两面的筋膜，中部有直肠穿过盆膈。

③解剖分离坐骨肛门窝：外侧壁为闭孔内肌和坐骨结节，后壁为臀大肌和骶结节韧带，前壁为尿生殖膈和会阴浅横肌。解剖寻认阴部神经和血管及分支（肛动脉、肛神经）的分布。

④解剖分离肛门括约肌：在直肠肛管标本上辨认肛门外括约肌皮下部的浅部和深部。

3. 确定产科会阴：即产科所指的肛门和阴道之间的软组织，其层次由浅入深，为皮肤、浅筋膜及会阴中心腱。解剖显示会阴中心腱，会阴中心腱又称会阴体，是一纤维肌性结构，是球海绵体肌、肛门外括约肌、会阴浅横肌、会阴深横肌和肛提肌的附着处。

（梁建生　黄绍贤）

实训 ⑧ 腋区及手掌解剖

【实训目标】

1. 能准确解剖分离腋窝的各结构。
2. 能准确解剖分离腋窝内的主要神经血管及淋巴结。
3. 能准确解剖分离手掌、手背、手指各结构。

【实训材料】

1. 手的模型。
2. 腋窝标本。
3. 手标本。
4. 手术刀、剪、镊子、锯等。

【解剖操作方法及实训内容】

1. 解剖腋窝（图 2-8-1）

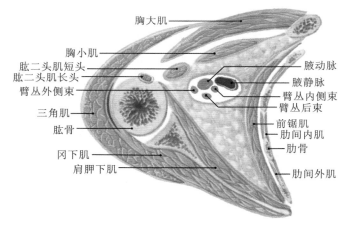

胸大肌
胸小肌
肱二头肌短头
肱二头肌长头
臂丛外侧束
三角肌
肱骨
冈下肌
肩胛下肌
腋动脉
腋静脉
臂丛内侧束
臂丛后束
前锯肌
肋间内肌
肋骨
肋间外肌

图 2-8-1　腋窝

（1）切开皮肤及分离皮下组织。

（2）解剖腋窝、显示四壁。

（3）在腋窝解剖分离腋动脉、静脉、臂丛神经及其主要分支（尺神经、正中神经、腋神经、桡神经等）。

（4）分离腋淋巴，可分五群。

①胸肌淋巴结：沿胸外侧动脉排列，位于前锯肌表面和胸小肌的下缘。

②肩胛下淋巴结：沿刻碟甲下动脉和胸背神经排列。

③外侧淋巴结：沿腋静脉下段排列。

④中央淋巴结：位于腋窝中央的疏松结缔组织内。

⑤尖淋巴结：沿腋静脉上段排列。

2. 手部：

（1）解剖手掌：

①切开皮肤及分离皮下组织:皮肤坚厚,且借垂直的纤维束与深筋膜相连,移动性很小。皮下组织较薄,含有许多连结皮肤与深筋膜的垂直纤维。

②解剖分离手掌层次结构:分离浅层:覆盖于手肌表面两侧薄弱,中间部坚厚称掌腱膜。分离深层:覆盖掌骨和骨间肌的掌面称骨间掌侧筋膜。解剖分离手掌的筋膜间隙:位于手掌中间鞘的深部,此隙又被第3掌骨的掌中隔分为内外侧两部分,即鱼际间隙和掌中间隙。鱼际间隙:位于掌中间鞘深部的桡侧半,近侧端闭锁,远侧端沿1蚓状肌与食指背侧通。解剖分离掌中间隙:位于掌中间鞘深部的尺侧半,近侧端与前臂屈肌后间隙相通,远侧端沿第2~4蚓状肌通向第3~5指背。

③解剖分离手掌的腱滑膜鞘:解剖屈肌总腱鞘(尺侧囊),它是双层滑膜囊,从尺侧呈"E"形分层包被指深屈肌腱,此囊向近侧延伸至腕掌侧,向远侧只有尺侧部分与小指屈肌腱鞘相通,而与食指、中指、环指的腱鞘不相通,故三指的屈指腱在掌中有一段,在掌部有一段没有腱鞘包被。解剖拇长屈肌鞘,它包被拇长屈肌腱,自腕部起始向远侧直达该肌腱的止端。

(2)解剖分离手背:

①切开皮肤:皮肤薄而柔软,富有弹性。

②分离浅筋膜:薄而疏松,脂肪少,注意观察手背静脉网和贵要静脉与头静脉合成情况。分离腕部深筋膜:它是前臂深筋膜的延续。分离手背的深筋膜:手背的深筋膜可分浅、深两层,浅层是伸肌支持带的延续,深层是骨间背侧筋膜。

(3)指:取手指的解剖标本观察。

①切开皮肤。

②分离皮下组织:掌面的皮下组织中有许多纤维隔分隔脂肪,在指横纹处无皮下组织,它直接与鞘相连。

③解剖分离手指的血管神经,行于皮下组织内,在手指侧面寻认指掌侧固有动脉、神经、指背动脉和神经,并注意其行程及分布。

④解剖分离指纤维鞘:它是由指深筋膜增厚形成的一条纤维管道,它包绕指滑膜鞘,并附着于指骨入关节囊。

(黄绍贤　梁建生)

实训 ⑨

下 肢 解 剖

【实训目标】

1. 能准确解剖分离股三角境界及其主要结构。
2. 能准确解剖分离下肢浅静脉（大、小静脉）。
3. 能准确解剖分离足底层次结构。

【实训材料】

1. 下肢模型。
2. 下肢标本。
3. 手术刀、剪、镊子、锯等。

【解剖操作方法及实训内容】

1. 解剖股三角（图 2-9-1）：分离出股三角境界。上界：腹股沟韧带。外侧界：缝匠肌的内侧缘。内侧界：长收肌的内侧缘。底：外侧髂腰肌，内侧耻骨肌。尖：向下经收肌管与腘窝相通。

（1）切开皮肤：较薄，移动性较大。

（2）分离浅筋膜：浅筋膜脂肪较多，分脂肪层和膜性层，分别与腹壁下的浅筋膜的浅、深层相续，膜性层在腹股沟下方约一横指处，与深筋膜（阔筋膜）相续而消失。

①分离阔筋膜：在腹股沟韧带内侧端的下方 1～2 横指处，分出隐静脉裂孔，可见大隐静脉穿过。

②分离大隐静脉：寻认其起始；在阔筋膜的隐静脉裂孔注入股静脉，分离五大属支（腹壁浅静脉、阴部外静脉、旋髂浅静脉、股内侧浅静脉、股外侧浅静脉）。

③解剖分离腹股沟浅淋巴结。上群：位于腹股沟韧带的下方。下群：沿大隐静脉根部排列。

（3）解剖股三角的内容：分离股神经、股动脉、股静脉、股鞘和股管。

2. 解剖足底：

（1）切开皮肤：足底皮肤坚厚、移动性差，富有汗腺；足跟蹬趾近侧及足底外侧缘等负重部位特别增厚，角化后常驻机构形成胼胝。

（2）分离皮下组织：皮下组织发达致密，跟结节的下方可有脂肪垫和滑膜囊。

（3）解剖深层结构：足底的深筋膜可分浅深两层，浅层形成足底腱膜，分离足底血管、神经。足底腱膜的两侧缘，向深部发出两片筋膜隔，分别附着于第 1 和第 5 跖骨，将深筋膜浅、深两层之间的腔隙分隔为内侧、中间和外侧，形成三个骨筋膜鞘。

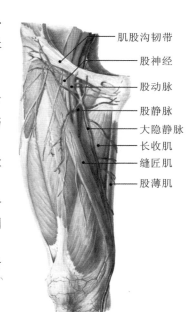

图 2-9-1 股三角

肌股沟韧带
股神经
股动脉
股静脉
大隐静脉
长收肌
缝匠肌
股薄肌

（黄绍贤 梁建生）

第三篇

临床应用实训项目

应用 ① 体位与压疮

【项目概要】

压疮是由于身体局部长期受压、摩擦,软组织缺血、缺氧、血液循环及营养障碍而导致的组织溃烂甚至坏死的一种疾病。

【实训要求】

1. 了解压疮发生解剖学因素。
2. 掌握身体的骨性标志。
3. 熟悉不同体位时容易受压的骨突部位。

【实训材料】

1. 人体骨架。
2. 活体。

【实训内容】

(一) 压疮发生的解剖学基础

压疮形成的主要原因是因压力造成的局部软组织缺血坏死,而身体各部位的骨性突出部位软组织较薄,承受的压力较大,容易造成缺血坏死。当身体产生的压力相当于或高于组织内终末毛细血管动脉压力的 2 倍且持续 1~2 h,就可产生局部组织缺血、缺氧;如压迫时间超过 2 h,即可产生不可逆的组织缺血、坏死。如果压迫能得到间隙性缓解,则仅产生轻微的组织病理性改变,不会造成组织病理性坏死。

压疮若得不到及时治疗,则可能继发感染,产生败血症,甚至导致死亡。因此,对压疮应早期预防,及时治疗。

在不同体位下,骨突部位的软组织极易受到压迫,因此,要做到压疮的早期预防,了解全身的骨性标志、骨突部位是十分重要的。

(二) 体位与易受压的骨突部位

1. 仰卧位:枕外隆凸、肋骨、肩胛冈、鹰嘴、第 2~10 胸椎的棘突、髂后上棘、骶正中嵴、跟骨结节等。
2. 侧卧位:颧弓、下颌角、肩峰、肱骨外上髁、肋、髂嵴、大转子、股骨内外侧髁、内外踝、第 5 跖骨粗隆、耳廓等。
3. 俯卧位:颧弓、下颌角、肩峰、髂前上棘、耻骨联合、髌骨等。
4. 半卧位:枕外隆凸、肩胛冈、鹰嘴、髂后上棘、骶正中嵴、尾骨、坐骨结节、跟骨结节等。
5. 坐位:坐骨结节。

两名同学一组,互相在活体上熟练摸到上述骨性突起,并在上述各种体位状态下感受和触摸这些骨性突起。

(邹锦慧 陈晓霞)

插胃管术及解剖要点

【项目概要】

对患者进行鼻饲、胃肠减压或洗胃时均需插胃管。插胃管术是将胃管经一侧鼻腔插入胃内,从管内灌注流质食物、水和药物、冲洗液或者通过胃管将胃肠道内的气体、液体吸出体外的方法,是临床常用的护理操作项目。

【实训要求】

1. 掌握插胃管时依次经过的结构。
2. 熟悉插胃管时应注意的问题。

【实训材料】

1. 人体半身解剖模型。
2. 头、颈、胸、腹部正中矢状切标本。
3. 咽腔标本。
4. 食管标本。
5. 胃标本。
6. 插胃管模型。
7. 胃管。

【实训内容】

(一)插胃管术

播放一段插胃管术视频。

(二)插胃管术的解剖学基础

1. 患者体位:坐位、半坐卧位或右侧卧位。
2. 插管经过的器官:鼻、咽、食管和胃。
3. 插管长度的确定:请测量切牙至胃贲门的距离。一般在不满一个月的婴儿约 18 cm,3 岁时约为 22 cm,成人为 40 cm。因此,在成人要将胃管插入胃内,导管的长度约需 50 cm。

为了准确起见,一般测量成人插胃管的长度为患者的前额发际至胸骨剑突处,或由鼻尖经耳垂至胸骨剑突处的距离,为 45～55 cm。

胃在中等充盈时,大部分位于左季肋区,胃空虚时位置较高,充盈时胃大弯可达脐平面。体型较瘦的人,胃呈狭长形,胃的最低点可达髂嵴连线;体型较胖的人,胃呈角型,胃的位置较高。插胃管时应根据不同胃型采取适当体位和选择插管长度。如果胃较短而插管过长,会造成导管在胃内盘曲;如果胃较长而插管较短,当进行洗胃或胃液分析抽取胃液时,胃管头端接触不到液面,或达不到胃腔最低点,胃内液体不能吸净。

(三)插胃管时应注意的解剖学问题

1. 鼻腔:鼻中隔偏曲较多见,多偏向左侧,可使一侧鼻腔狭窄。经鼻腔插胃管时,应先检查和比较两侧鼻腔通气情况,选择通气较好的一侧进行插管为宜。鼻中隔的前下部为易出血区,插管时应避开此区,使导管先向上,后平行,再向下行。

2. 口腔:插入导管不畅时,要检查口腔,确定胃管是否盘曲在口腔。

3. 咽:经鼻插管时,如导管太硬,弯曲度不够,可能被鼻咽部隆起的咽鼓管圆枕所阻挡,或因曲度不够而插入咽后壁内,导致咽后壁血肿。

咽部黏膜内神经丰富,插管时极易引起呕吐反射。当胃管进入鼻道6～7 cm时,立即向后下推进,避免刺激咽后壁的感受器而引起恶心。当胃管进入咽部时,嘱患者做吞咽动作,吞咽时,咽提肌收缩,喉上提,舌根后移压迫会厌向后下封闭喉口,以免胃管进入喉内。吞咽时喉前移,使平时紧张收缩的食管上口张开,有利于插管进入食管,故吞咽动作对插管成功至关重要。

昏迷患者,由于不能做吞咽动作,故当胃管自鼻孔插至14～16 cm时,将患者头部托起,使下颌靠近胸骨柄,以加大咽部通向食管的弧度,便于管端顺利沿咽后壁滑行至食管。

4. 喉和气管:由于咽是气体和食物的共同通道,插管过程中,如患者出现呛咳、呼吸困难、发绀等情况,表明插管进入了喉和气管,应立即拔出。

(四)插胃管术操作

在人体标本上操作插胃管术。

1. 测量自切牙至胃贲门的距离。

2. 将胃管自标本的鼻部插入胃腔,注意各解剖部位的注意事项。

(邹锦慧　陈晓霞)

灌肠术及解剖要点

【项目概要】

灌肠术是将一定量的液体由肛门经直肠灌入结肠,以帮助患者清洁肠道排便、排气或由肠道供给药物及营养的过程,是临床常用的护理操作项目。

【实训要求】

1. 掌握肛管和直肠的结构特点。
2. 熟悉灌肠时应注意的问题。

【实训材料】

1. 盆腔正中矢状切标本。
2. 直肠标本。
3. 灌肠模型。
4. 肛管。

【实训内容】

(一)灌肠术

播放一段灌肠术视频。

(二)灌肠术的解剖学基础

1. 患者体位:左侧卧位或仰卧位。
2. 插管深度:插入深度,成人 7～10 cm,小儿 2.5～4 cm。
3. 插管方向:插管顺着脐的方向插入 3～4 cm,再转向下后,避开直肠矢状面上的骶曲、会阴曲,顺利通过后进入直肠。

(三)灌肠时应注意的解剖学问题

1. 肛管:长约 4 cm,上接直肠,下终于肛门。肛管周围有肛门内、外括约肌,肛门外括约肌属随意肌,受意识支配,有较强的收缩能力。插入肛门时如遇阻力,应稍停歇,待肛门括约肌松弛后再继续插入。

2. 直肠:长约 12 cm,下端续于肛管。直肠沿骶尾骨的前面下降,在矢状面上形成两个弯曲,上方的称为直肠骶曲,凸向后方,距肛门 7～9 cm;下方的称为直肠会阴曲,凸向前方,距肛门 3～5 cm,是直肠肛管的连结处。插管时应注意直肠的两个弯曲。

直肠内面有三个直肠横襞,其中中直肠横襞最大、最恒定,距肛门约 7 cm,位于直肠的右前壁上;下直肠横襞位置不恒定,距肛门约 5 cm,多位于直肠左侧壁上。插管时,如遇到阻力,不宜用强力,以免损伤直肠横襞。

(四)灌肠术操作

1. 在盆腔矢状切标本上观察直肠的 2 个弯曲。
2. 在直肠标本上观察直肠横襞。
3. 用直肠插管在标本上练习直肠插管。

(邹锦慧　黄桂连)

应用
4

气管插管术及解剖要点

【项目概要】

气管插管术是借助喉镜将导管由口腔经咽腔、喉腔插入气管内的一项技术,主要适用于昏迷或呼吸道阻塞的患者的抢救、吸痰及人工呼吸加压给氧等。

【实训要求】

1. 掌握口腔、喉腔、气管的结构。
2. 熟悉气管插管时应注意的问题。

【实训材料】

1. 人体半身解剖模型。
2. 头、颈正中矢状切标本。
3. 咽腔标本。
4. 喉标本。
5. 气管标本。
6. 气管插管模型。
7. 气管插管。

【实训内容】

(一)气管插管术

播放一段气管插管术视频。

(二)气管插管术的解剖学基础

1. 患者体位:仰卧位,将枕部垫高 10 cm 或使头部向上抬起,使脊柱颈曲伸直。在此基础上,以寰枕关节为轴,头尽力后仰,使头顶朝下。再借助喉镜上提舌根,使呼吸道轴线成为一条直线,以减少插管阻力和保持呼吸道通畅。

2. 插管经过的器官:口腔、咽、喉和气管。

3. 插管深度:成人插入导管的总长度一般为 18~24 cm,在导管通过声门裂插入声门下腔后,再向下插进 4~5 cm 即可。导管的长短应适宜,太短容易滑出声门,太长容易误入支气管,导致另一侧肺不张。

(三)气管插管时应注意的解剖学问题

1. 喉:喉腔的入口称为喉口,朝向后上方,其周径男性约 9 cm,女性约 7 cm。喉口前方有会厌,吞咽时,会厌盖住喉口,阻上食物进入喉腔。喉口前部较狭窄,后部较宽,且不在同一平面上,当仰卧时喉口由后向前倾斜,使气管插管时难以进入声门,容易进入食管。

喉腔的侧壁上有上、下两对成矢状位的黏膜皱襞,上方的一对是前庭襞,活体呈鲜红色;下方的一对为声襞(声带),呈磁白色。两侧前庭襞之间的窄隙称前庭裂,两侧声襞之间的裂隙称声门裂,是喉腔最狭窄的地方。如导管太粗,插管时容易损伤声带。

2. 呼吸道轴线:呼吸道轴线是指从口腔经咽和喉至气管这一通道的中轴线。在自然仰卧姿势下,这一轴线并不是一直线。口腔轴线(Ⅰ)与咽腔轴线(Ⅱ)互成直角,当头尽力后仰时两轴线几乎可重叠。咽腔轴线和喉腔轴线（Ⅲ）之间的夹角为35°，当枕部垫高或使头向上抬起时，两轴线可重叠为一条直线。

（四）气管插管术操作

1．在头颈部矢状切标本上观察口腔、会厌、喉口、喉腔、声带等结构。

2．在头颈部矢状切标本观察呼吸道轴线，试分别将头部在自然状态和气管插管体位下测量口腔轴线、咽腔轴线与喉腔轴线之间的夹角。

3．用气管插管在模型上练习气管插管术。

（邹锦慧　叶凤卿）

男性导尿术及解剖要点

【项目概要】

将导尿管自尿道插入膀胱导出尿液的技术,是临床护理中最常用的操作技术。

【实训要求】

1. 掌握男性尿道的结构。
2. 熟悉导尿术应注意的问题。

【实训材料】

1. 男性盆腔矢状切模型。
2. 男性盆腔矢状切标本。
3. 导尿术模型。
4. 导尿管。

【实训内容】

(一)男性导尿术

播放一段导尿术视频。

(二)男性导尿术的解剖学基础

1. 患者体位:患者取仰卧位,两腿分开。

2. 插管经过的器官:男性尿道。

3. 插管长度:成人男性尿道长 16～20 cm,自尿道外口插入导尿管,一般深约 20 cm,此时应有尿液流出,再继续插入 2 cm。

(三)男性导尿时应注意的解剖学问题

1. 男性尿道:成人男性尿道长 16～20 cm,管径 5～7 cm,起于膀胱的尿道内口,终于尿道外口。

男性尿道分为三部分:前列腺部、膜部和海绵体部。尿道膜部是尿道最短的一部分,管道较狭窄,此部恰位于耻骨下弯,导尿管在此处不容易通过,插管较困难。膜部与海绵体相接处管壁最薄,尤其是前壁,只有疏松结构组织包绕,此处插管时极易损伤,故导管插入膜部时动作应轻柔。

男性尿道共有三个狭窄:尿道内口、尿道膜部和尿道外口,其中尿道外口最狭窄。

男性尿道有两个弯曲,即耻骨下弯和耻骨前弯。耻骨下弯位于耻骨联合下方,此段尿道弯曲固定,不能改变。耻骨前弯由尿道海绵体构成,将阴茎上提时可使此弯曲变直,导尿时上提阴茎可使耻骨前弯消失,使尿管方便插入。

2. 膀胱:膀胱是囊状器官,空虚时全部位于小骨盆腔内,充盈时可超出耻骨上缘。膀胱下壁的最低点即尿道内口,周围的球层肌纤维增厚构成尿道括约肌。膀胱容量,成年人一般为 300～500 mL,最大容量可达 800 mL,老年人由于膀胱肌紧张力降低,则容量增大,女性膀胱容量较男性稍小。膀胱高度膨胀,患者又极度衰弱时,第 1 次放出尿量不应超过 750 mL,以防腹压突然降低而引起虚脱。

（四）男性导尿术操作

1．在盆腔矢状切标本上观察男性尿道的三个部分、两个弯曲、三个狭窄。

2．在导尿模型上练习导尿术。

（陈晓霞　邹锦慧）

应用 ⑥ 动脉搏动触摸点及压迫止血术

【项目概要】

指压止血法,就是用手指或手掌压迫与出血有关的血管,以迅速止住流血的方法,指压止血适用于在体表能摸到搏动的比较表浅的动脉血管。

【实训要求】

1. 掌握全身主要动脉搏动点。
2. 熟悉动脉压迫止血方法。

【实训材料】

1. 全身动脉模型。
2. 全身动脉标本。
3. 活体。

【实训内容】

(一)动脉搏动点触摸与指压止血法

播放一段指压止血视频。

(二)全身主要的动脉搏动点和指压止血方法

1. 颈总动脉:

(1)走行方向和位置:颈总动脉行于胸锁乳突肌深面,沿气管和食管两侧上行,至甲状软骨上缘水平分为颈外动脉和颈内动脉。在胸锁乳突肌中段的前缘处,颈总动脉位置较表浅,可摸到搏动。在环状软骨平面,该动脉经过第 6 颈椎横突的前方。

(2)体表投影:为同侧胸锁关节与下颌角和乳突尖之间中点的连线。

(3)压迫止血方法:一侧头面部出血时,可用拇指或其他四指沿胸锁乳突肌前缘,相当于环状软骨平面向后下压,可将颈总动脉压于第 6 颈椎横突上,即可达到止血目的。

2. 面动脉:

(1)走行方向和位置:面动脉在下颌角处由颈外动脉发出,向前行经下颌体深面,在咬肌前缘处跨过下颌缘至面部,经口角外侧向上,绕过鼻翼至眼内侧角附近更名为内眦动脉。在下颌缘处位置较表浅,可摸到其搏动。

(2)压迫止血方法:当眼裂以下面部出血时,可用食指或拇指,在同侧下颌骨下缘,下颌角前方约 3 cm 凹陷处,将面动脉压向下颌骨,即可达到止血目的。

3. 颞浅动脉:

(1)走行方向和位置:颞浅动脉颈外动脉分出经外耳门前方上行,在颧弓根上方分支分布于腮腺和颞部及颅顶。在外耳门前方、颧弓根部可摸到该动脉的搏动。

(2)压迫止血方法:当一侧头顶部或颞部出血时,可用食指或拇指在同侧上耳门前方,压迫颞浅动脉至深面颞骨上,即可达到止血目的。若仍不能止血,则可考虑指压双侧的颞浅动脉。

4. 锁骨下动脉:

（1）走行方向和位置：右侧锁骨下动脉发自头臂干，左侧发自主动脉弓。锁骨下动脉出胸廓上口后呈弓状向外行，在颈根部行于锁骨后下方，至第1肋骨外侧缘进入腋窝，续为腋动脉。在锁骨上窝能摸到锁骨下动脉的搏动，其后下方为第1肋骨。

（2）压迫止血方法：当上臂及肩部外伤出血时，常在同侧锁骨上窝处，将锁骨下动脉压向第1肋骨，即可进行止血。

5. 肱动脉：

（1）走行方向和位置：肱动脉行于肱二头肌的内侧沟内，在肘窝分为尺动脉和桡动脉。肱动脉分支分布于上肢。在肱二头肌内侧可摸到肱动脉搏动，其后侧为肱骨。

（2）压迫止血方法：当前臂和手外伤时，可在肱二头肌内侧沟处用拇指或其他四指向外将肱动脉压于肱骨上，此处是重要的压迫止血点。

6. 桡动脉：走行方向和位置为，桡动脉行于前臂前肌群之间，其后外侧有桡骨，桡动脉分布于手。在腕横纹以上两横指处该动脉位置表浅，可触到搏动。

7. 尺动脉：

（1）走行方向和位置：尺动脉行于前臂前肌群之间，其后方有尺骨，尺动脉分布于手。在腕横纹以上可摸到尺动脉搏动。

（2）桡动脉和尺动脉压迫止血方法：当手部出血时，如是自救，可用健侧手拇指、食指在腕横纹稍上方，分别压迫内侧的尺动脉和外侧的桡动脉于尺骨和桡骨上，可立刻止血。若是互救，可用双手拇指分别压迫上述两点，也可立刻达到止血的目的。

8. 指掌侧固有动脉：

（1）走行方向和位置：在四指的相对缘，有两条指掌侧固有动脉沿手指掌侧缘行到指末端，分布于四指。

（2）压迫止血方法：当四指外伤出血时，不管是自求还是互救，在指根部均可用拇指与食指将两侧的指掌侧固有动脉压于近节指骨上而达到止血的目的。

9. 股动脉：

（1）走行方向和位置：股动脉行于股三角内，为下肢动脉主干。股动脉在股三角近腹股沟韧带处位置表浅，仅有皮肤和浅筋膜覆盖，可触及搏动。

（2）压迫止血方法：当下肢外伤时，如为自救，可用双手拇指重叠用力压迫大腿根部腹股沟韧带中点稍下方的股动脉搏动点上。如是互救，则用双手掌重叠用力压迫上述股动脉搏动点，或在此处垫一硬物，用力屈曲髋关节，同样可以起到止血作用。

10. 胫后动脉：走行方向和位置为，胫后动脉在小腿后群肌内下行，于内踝后方进入足底，分布于足底。胫后动脉的体表投影为腘窝中点至内踝与跟结节之间中点的连线。

11. 足背动脉：

（1）走行方向和位置：足背动脉续于胫前动脉，从内、外踝之间经过踝关节前方下行进入足背，分布于足背和足底。足背动脉位置较表浅，在内、外踝连线中点处可触及搏动，深面为足骨。

（2）胫后动脉和足背动脉压迫止血方法：当足部外伤出血时，可用双手的食指或拇指，分别压迫内、外踝之间前方的足背动脉搏动点于足骨上，同时在足跟内侧与内踝之间将胫后动脉压于跟骨上，可立刻达到止血目的。

（叶凤卿　邹锦慧）

应用 ⑦ 颈外静脉穿刺术及解剖要点

【项目概要】

静脉穿刺术主要用于静脉注射、静脉输液、输血及静脉采血,是临床护理中最常用的技术。

【实训要求】

1. 掌握颈外静脉的位置和走行。
2. 熟悉颈外静脉穿刺术的要求。

【实训材料】

1. 颈部浅层血管模型。
2. 颈外静脉标本。
3. 静脉注射针。

【实训内容】

(一)颈外静脉穿刺术

播放一段颈外静脉穿刺术的视频。

(二)颈外静脉穿刺术的解剖学基础

1. 患者体位:患者去枕平卧,头部移向床缘,并向对侧转 90°,后仰 45°,使颈外静脉充分显露。

2. 穿刺部位:颈外静脉穿刺点在下颌角与锁骨中点上缘连线的中、上 1/3 交界处的外侧,此处颈外静脉位于胸锁乳突肌上部的浅面,附近没有重要的神经血管经过。注意穿刺部位不可过低或过高,过低易损伤锁骨后方的胸膜及肺,过高则因邻近下颌角而妨碍操作。

3. 穿经层次:颈外静脉位置表浅,穿刺针穿经皮肤、浅筋膜和颈阔肌,即到达颈外静脉。

(三)颈外静脉穿刺时应注意的解剖学问题

颈外静脉位于颈部浅筋膜内,其表面仅有皮肤、浅筋膜和颈阔肌覆盖,位置表浅,管径较大,婴幼儿常被用作穿刺抽血的静脉。

颈外静脉表面的皮肤较薄,易于移动,不易固定,通常颈外静脉不作为穿刺输液的血管,但用其做留置硅胶导管输液者较多,使其应用范围扩大。

颈外静脉末端与周围的颈深筋膜结合紧密,当静脉壁受损破裂时,不能及时塌陷而导致气体进入,引起栓塞。

颈外静脉的体表投影相当于同侧下颌角与锁骨中点的连线。

(四)颈外静脉穿刺操作

1. 在颈外静脉标本上观察颈外静脉的位置、走行和穿刺点。
2. 在活体上观察颈外静脉的位置、走行和穿刺点。
3. 在颈外静脉标本上练习颈外静脉穿刺的要求。

(叶凤卿　邹锦慧)

上肢浅静脉穿刺术及解剖要点

【项目概要】

通过实训,更好地掌握上肢浅静脉的位置和特点,为临床工作打好基础。

【实训要求】

1. 掌握上肢浅静脉的位置和走行。
2. 熟悉上肢静脉穿刺的要求。

【实训材料】

1. 上肢浅层血管模型。
2. 上肢浅静脉标本。
3. 静脉注射针。

【实训内容】

(一)上肢浅静脉穿刺术

播放一段上肢浅静脉穿刺术的视频。

(二)上肢浅静脉穿刺术的解剖学基础

1. 患者体位:患者平卧位,上肢稍外展、外旋、平放,或取坐位,前臂旋前平放。
2. 穿刺部位:上肢浅静脉穿刺或注射常选择贵要静脉、头静脉、肘正中静脉或手背静脉网。
3. 穿经层次:皮肤、浅筋膜和静脉管壁。

(三)上肢浅静脉穿刺时应注意的解剖学问题

1. 手背静脉网:手背皮肤薄而松弛,浅筋膜疏松,浅静脉丰富,体表清晰可见,为常选的静脉穿刺部位。

2. 头静脉:头静脉起自手背静脉网的桡侧,在前臂桡侧上行,在肱二头肌外侧上行,继而经三角肌胸大肌间沟,在胸前外侧壁上部向深部注入腋静脉。头静脉在腕关节至肘窝一段较浅表,是穿刺的常用部位。

3. 贵要静脉:贵要静脉起自手背静脉网的尺侧,于前臂尺侧上行,在肱二头肌内侧的中点向深部注入肱静脉。贵要静脉在前臂上 2/3 处位置较浅而粗,是穿刺的常选部位。

4. 肘正中静脉:于肘窝中部斜行连接头静脉和贵要静脉。该静脉位于皮下,粗而短,较固定,是静脉穿刺的常用部位。

5. 静脉瓣:上肢静脉的管腔内有较多的静脉瓣,在其属支汇合处,一般均有静脉瓣,穿刺时应避开,以免损伤静脉瓣。

(四)上肢浅静脉穿刺操作

1. 对照标本在活体上辨认上肢的浅静脉。
2. 在上肢浅静脉标本上练习静脉穿刺的要求。

(黄桂连　叶凤卿)

应用 ❾ 颈内静脉穿刺术及解剖要点

【项目概要】

通过了解颈内静脉的穿刺实训,能更明确颈内静脉与颈总动脉的位置解剖关系及解剖特点,为临床工作打好基础。

【实训要求】

1. 掌握颈内静脉的位置和走行。
2. 熟悉颈内静脉穿刺的要求。

【实训材料】

1. 颈部深层血管模型。
2. 颈内静脉标本。
3. 静脉注射针。

【实训内容】

(一) 颈内静脉穿刺术

播放一段颈内静脉穿刺术的视频。

(二) 颈内静脉穿刺术的解剖学基础

1. 患者体位:患者仰卧位,肩部垫枕,使头后仰并偏向左侧。

2. 穿刺部位:一般多选用右侧颈内静脉穿刺插管。其原因:①右侧颈内静脉直径较左侧略粗;②右侧颈内静脉与颈总动脉之间多有间隙,而左侧颈内静脉和颈总动脉之间重叠较多;③右侧颈内静脉与右头臂静脉几乎成一条直线,并且头臂静脉较短,而左侧颈内静脉与左头臂静脉之间的夹角较大,左头臂静脉也较长;④右头臂静脉与上腔静脉之间的夹角较小,而左头臂静脉与上腔静脉之间的夹角较大。由此可见右侧颈内静脉与右头臂静脉、上腔静脉几乎为一直线,而且至上腔静脉的距离也较短。

右侧颈内静脉的穿刺部位常用的有两处:①胸锁乳突肌前缘中点,此处相当于颈内静脉中段,位置表浅,操作视野暴露充分。操作时可避开一些重要的毗邻器官和结构,故相对安全。②右侧锁骨上小窝处,锁骨上小窝即胸锁乳突肌胸骨头、锁骨头与锁骨上缘围成的小三角,颈内静脉下段约 2/5 段位于此窝内。

3. 穿经层次:皮肤、浅筋膜和颈阔肌、颈筋膜、胸锁乳突肌、颈动脉鞘、颈内静脉壁。

(三) 颈内静脉穿刺时应注意的解剖学问题

1. 颈内静脉:颈内静脉是颈部最粗大的静脉干,它于颅底颈静脉孔处续于乙状窦,在颈动脉鞘内沿颈内动脉和颈总动脉外侧下降,至胸锁关节后方与锁骨下静脉汇合成头臂静脉。上段的外径为 12.0 cm,中段的外径为 14.0 cm,下段的外径为 14.6 cm。

2. 颈内静脉的体表投影:乳突尖和下颌角连线中点至锁骨上小窝的连线。

3. 颈内静脉的毗邻:在颈内动脉鞘的上部,颈内静脉居后外侧,颈内动脉居其前内侧,迷走神经行于二者之间的后内方;在鞘的下部,颈内静脉位于前外侧,颈总动脉仅次于后内侧,两者之间的后外方有迷走神经。

颈内静脉的上段位于颈动脉三角处,其前方覆盖皮肤、颈阔肌,后方为椎前筋膜及其深层的椎前肌;颈内静脉的中段位于胸锁乳突肌的深面,在胸锁乳突肌前缘中点处,颈内静脉位于胸锁乳突肌前缘的后内侧;颈内静脉下段位于锁骨上小窝内,其表面仅覆盖皮肤、浅筋膜和颈阔肌,后方为椎前筋膜及其深层的椎前肌。

4. 颈内静脉是上腔静脉的重要属支,离心较近,当右心房舒张时管腔内压力较低,而且颈内静脉管壁与颈动脉鞘愈着而不易塌陷,故穿刺时一定要防止空气进入而形成空气栓塞。

5. 由于静脉角处右侧有淋巴导管,故穿刺时穿刺针进入方向不可过于偏外以免损伤淋巴导管。

6. 颈根部动脉鞘的后外有胸膜顶,故穿刺针不可刺入过深,以免伤及胸膜顶而造成气胸。

7. 穿刺回抽如血液鲜红,表明穿刺针进入颈总动脉,此时应立刻拔出穿刺针,进行局部压迫止血。

（四）颈内静脉穿刺操作

1. 对照标本在活体上辨认颈内静脉。

2. 在颈内静脉标本上练习静脉穿刺的要求。

（1）找到胸锁乳突肌前缘的中点,进针时,针头对准胸锁关节后下方,针柄与皮肤成30°～45°角,缓慢进针,要求边进针边回抽,针头在刺穿颈动脉鞘时会有脱空感,此时回抽如为暗红色静脉血则表示已进入颈内静脉,再沿血管向下进针。穿刺深度应考虑到个体的身高及体型,一般自穿刺点到胸锁关节的距离,加上头臂静脉及上腔静脉的长度。

（2）在锁骨上小窝顶点处进针,穿刺针应与身体矢状面平行,与冠状面成30°～40°角,针尖指向胸锁关节后下方,其他方法同上。

（叶凤卿　黄桂连）

应用 ⑩ 股静脉穿刺术及解剖要点

【项目概要】

通过股静脉的穿刺实训,能明确股静脉的解剖位置、定位方法,为临床工作打好基础。

【实训要求】

1. 掌握股静脉的位置和走行。
2. 熟悉股静脉穿刺的要求。

【实训材料】

1. 下肢血管模型。
2. 下肢静脉标本。
3. 静脉注射针。

【实训内容】

(一)股静脉穿刺术

播放一段股静脉穿刺术的视频。

(二)股静脉穿刺术的解剖学基础

1. 患者体位:患者仰卧位,臀部稍垫高,髋关节伸直并稍外展、外旋。

2. 穿刺部位:在股三角底部,股静脉占据股鞘的中部,位于股动脉和股管之间。寻找股静脉应以股动脉为标志。穿刺点一般选择在腹股沟韧带中点下方 2～3 cm,股动脉搏动点的内侧 0.5～1.0 cm 处。

3. 穿经层次:皮肤、浅筋膜、阔筋膜、股鞘达股静脉。

(三)股静脉穿刺时应注意的解剖学问题

1. 股三角:位于股前内侧区上 1/3 部,呈一底向上、尖向下的倒三角形凹陷,下续收肌管。股三角表面由浅至深依次覆盖皮肤、浅筋膜和大腿阔筋膜。

2. 股鞘:股鞘为腹横筋膜及髂筋膜向下延续包绕股动脉、股静脉上段的筋膜鞘,成漏斗形,长 3～4 cm,向下与股血管外膜愈着。鞘内有两条纵行的纤维隔将鞘分为三个腔,外侧腔容纳股动脉,中间腔容纳股静脉,内侧腔容纳股管。

(四)股静脉穿刺操作

1. 在下肢血管标本上辨认股静脉。
2. 对照标本在活体上触摸股动脉搏动,比较标本上股动脉与股静脉的位置关系。

(朱景涛　叶凤卿)

组织实验总则

一、实验概要

1. 通过组织胚胎学实验,复习巩固所学的理论知识,并进一步加深对基本理论的理解和认识,进而做到理论联系实际,能用所学知识分析解决问题。

2. 熟练地使用显微境观察标本,并懂得显微镜的基本结构与保养。

3. 能熟练操作数码显微互动系统。

4. 掌握科学观察事物的能力和方法:从大到小,从一般到细微,识别微细的差别。学会用比较、排除、分析综合等方法来鉴别事物,并作出正确的判断。

5. 学会正确描述器官、组织、细胞在镜下的形态结构,并能准确绘图。

6. 了解组织胚胎学与病理学等学科的联系,为后续课程的学习打下坚实基础。

二、组织学的学习方法和实习中注意事项

1. 每次观察切片,就注意全面和顺序的观察,先从内眼观察到低倍镜观察,最后才到高倍镜观察。

2. 用比较的方法来识别类似的组织或器官。体内有些组织结构相似,如心肌和骨骼肌都有横纹和明显的肌原纤维。要区别它们只有在显微镜下比较(不能只依靠图谱上的比较),详细分析它们的不同点,才能鉴别出来。

3. 理论联系标本,用理论知识指导实习,学会将一个组织或器官的重点内容有次序地联系起来,并适当联系其功能意义。避免实习内容与理论脱节,要做好实习前的预习,在实习过程中积极动脑筋,独立思考和联系讲课内容进行"消化"。

4. 细心保护和使用显微镜,爱护切片标本,保持实验室整洁,养成节约用电的良好习惯。

三、实验过程中应注意的问题

显微镜下所看到的形态结构有时和理论上的不一致,其原因应从以下几方面考虑。

1. 与机体生活机能的关系:如腺细胞一般为立方形或矮柱形,但在细胞充满分泌物时,则细胞可变为高柱状;当分泌物完全排出时,则又可变成矮柱形或立方形,甚至变成扁平形。

2. 染色的方法及标本之新鲜或陈旧:标本因其组织学染色不同,各部分结构显色也不同。标本新鲜,存放时间短,显色较典型;反之,标本陈旧,存放时间长,会退色,就不那么典型了。

3. 立体和平面、全面和局部的关系:理论上讲述时,我们总以全面和立体的观点予以介绍,例如神经细胞,细胞体多角形,从胞体四周发出好几个长的和短的突起。但实验观察的材料,是将组织切成薄片,切的部位又不同,所以在显微镜下观察时,往往不能全面看到,有时切到胞体,有时只切到突起,所以只能看到相应的部分结构。

4. 每个器官从不同的切面,显示不同的形态。

(1)鸡卵的各种切面:此图有助于解决细胞的不同切片上所见形象的疑问。有时有的细胞中见不到细胞核。

(2)弓形或弯形管道器的切面:如血管在切片标本上常呈现许多不同的形象。

(3)囊状器官的各种切面:肌肉或神经纤维的切面所见。

（夏　波　李燕琼）

显微镜的构造、使用和保护

组织学实验都要用显微镜,所以在实验前,必须熟悉显微镜的构造和正确的使用方法,以保证实验的顺利进行。

一、显微镜的构造

显微镜由机械部分和光学部分构成。

(一) 机械部分

1. 镜座:位于显微镜的最下方,呈蹄形,用以承托显微镜的整体。

2. 镜臂:在镜座之上,呈弓形。

3. 倾斜关节:连接镜臂镜座,可使镜臂向后方倾斜。

4. 载物台:在镜臂下端的前方呈方形或圆形,是放置组织切片的平台。台的中央有圆孔。

5. 移动器或压片夹:装在载物台上,用以固定组织切片,移动器同时还可用以移动组织切片。

6. 镜筒:装在镜臂上端的前方,有齿板与调节螺旋的齿轴相连,可以上、下升降。

7. 粗调节螺旋(大螺旋):在镜臂上端的两侧,每旋转一周,可使镜筒上升或下降 10 mm(注意旋转方向与镜筒升,降的关系)。

8. 细调节螺旋(小螺旋):在粗调节螺旋的下方,每旋转一周,可使镜筒上升或下降 0.1 mm。

9. 旋转盘:装在镜筒的下端。

(二) 光学部分

1. 目镜:装在镜筒的上端,上面刻有放大倍数如"5×"、"10×"等。

2. 物镜:装在旋转盘的下面,一般有低倍镜(10×)、高倍镜(40×)和油镜(100×)三种镜头。放大倍数的计算法:放大倍数=目镜放大倍数×物镜放大倍数。

3. 聚光器:在载物台的下方,能聚集光线,增强视野的亮度。在聚光器后方的右侧,有聚光器升降螺旋,用以上升或下降聚光器。上升时视野的亮度增强,下降时视野的亮度减弱。聚光器底部装有光圈,可以开大或缩小,光圈的开大或缩小,可以调节进入镜头的光线。

4. 反光镜为聚光器下面的圆镜,有平,凹两面,并能向各个方向转动,以便将光线反射到物镜。凹面镜聚光能力强,适用于光线较弱时,平面镜无聚光力,适用于光线较强时。

二、显微镜的使用方法

(一) 显微镜的拿取方法

拿显微镜时,用右手握镜臂,左手托镜座,使显微镜直立,不可用一只手倾斜着提携,往桌上放置显微镜时,要使镜臂朝向自己,轻轻放在自己的左前方,距离实验桌的边缘 7~10 cm。

(二) 显微镜的观察姿势

观察标本时,身体要坐正,腰、背伸直、两眼睁开,用左眼由目镜上方向下观察标本,右眼看镜外,注意绘图。

为了便于观察,可将显微镜筒稍倾斜,注意倾料角度要小于30°。显微镜倾斜后,镜筒不得超出实验桌的边缘。

(三) 高倍镜的使用方法

1. 对光:转动粗调节螺旋,使镜筒适当上升,然后转动旋转盘,使低倍物镜(10×)对准镜筒(对准时可有轻微的卡住感），再打开光圈，上升聚光器，使聚光器的镜面与镜台对平。以左眼从目镜上方观察镜内，同时双手转动反光镜（实验室内一般以日光灯为光源，故可采用凹面反光镜），使视野亮度均匀为止。

2. 找物像：将组织切片有盖玻片的一面朝上，放在载物台上，使标本对准戴物台的圆孔，并用压片夹或移动器将组织切片固定好，然后转动粗调节螺旋，使镜筒慢慢下降，使低倍物镜下降至最低限度，再以左眼左目镜的稍上方观察，同时以左手转动粗调节螺旋，使物镜慢慢上升，直到看清物像为止。

3. 高倍镜的使用方法：在低倍镜下，先找到需放大观察的结构，并移到视野的中央，然后换高倍（45×）物镜，在稍微转动细调节螺旋后，即可看清物像。

三、显微镜的保护

1. 显微镜是精密的贵重仪器，在使用之前应先检查显微镜的机件有无缺损或失灵，如发现问题，应立即向教师报告，以便及时维修和查清责任。

2. 显微镜的各种机件，不得任意拆卸，也不可与其他显微镜互换。

3. 经常保持显微镜的清洁，若显微镜上有灰尘，不要用口吹，也不可用手指或手帕等粗布擦拭。对光学玻璃部分须用擦镜纸轻轻擦拭，金属部分可用软布擦拭。

4. 显微镜用毕，应先使镜筒直立，低倍物镜对准镜筒，移出后下降聚光器，再将镜筒下降至最低点，最后用镜套罩好，轻轻放回镜箱内。

5. 填写显微镜使用登记表。

（李燕琼　夏　波）

参考文献

［1］　钟世镇.系统解剖学［M］.北京:高等教育出版社,2003.

［2］　丁自海.人体解剖学［M］.北京:人民卫生出版社,2010.

［3］　申社林,王玉孝,熊水香.正常人体形态结构［M］.武汉:华中科技大学出版社,2010.

［4］　邹锦慧,洪乐鹏.人体解剖学［M］.4版.北京:科学出版社,2011

［5］　曾园山,常青.组织学与胚胎学［M］.2版.北京:科学出版社,2010

［6］　邹锦慧,黄拥军.正常人体结构［M］.北京:人民卫生出版社,2012.

［7］　田菊霞.正常人体结构［M］.北京:高等教育出版社,2009.

［8］　郭光文,王序.人体解剖彩色图谱［M］.2版.北京:人民卫生出版社,2008.

［9］　柏树令,佟浩.系统解剖学［M］.北京:人民卫生出版社,2008.

［10］　刘树伟.断层解剖学［M］.北京:高等教育出版社,2004.

［11］　盖一峰.人体解剖学［M］.北京:人民卫生出版社,2005.

［12］　胡梦娟,周双俊.人体解剖学［M］.北京:北京大学医学出版社,2002.

［13］　高秀来.人体解剖学［M］.北京:北京大学医学出版社,2003.

［14］　邢贵庆.解剖学及组织胚胎学［M］.3版.北京:人民卫生出版社,2007.

［15］　高平蕊,李伯和.人体解剖生理学［M］.西安:第四军医大学出版社,2007.

［16］　吴先国.人体解剖学［M］.北京:人民卫生出版社,2004.

［17］　邹仲之.组织学与胚胎学［M］.北京:人民卫生出版社,2008.

［18］　王之一.正常人体学基础［M］.2版.北京:科学出版社,2008.

［19］　刘文庆,吴国平.系统解剖学与组织胚胎学［M］.北京:人民卫生出版社,2004.

［20］　涂腊根,夏克言,郑德宇.人体解剖学［M］.武汉:华中科技大学出版社,2010.

［21］　李金钟.人体解剖学［M］.北京:人民卫生出版社,2008.

［22］　徐昌芬,陈永珍.组织胚胎学［M］.南京:东南大学出版社,2005.